KB234490

헛개나무

이야기와
정통벌침봉침

4

간이 배 밖으로 나오다
헛개나무이야기와 정통벌침봉침4

초판 1쇄 발행일 2013년 6월 20일
초판 2쇄 발행일 2016년 3월 01일

지은이 양광환
펴낸이 모드공짜출판사(대표 양광환)

주소 충북 청주시 서원구 사창동 129-7번지
대표전화 043-276-2366
이메일 kwanghwany@naver.com
c 2013. 양광환

ISBN 978-89-962425-5-0 (13510)

이 도서의 국립중앙도서관 출판시도서목록(CIP)은 서지정보유통지원
시스템 홈페이지(http://seoji.nl.go.kr)와 국가자료공동목록시스템
(http://www.nl.go.kr/kolisnet)에서 이용하실 수 있습니다.
(CIP제어번호 : CIP2013007880)

간이 배 밖으로 나오다

헛개나무
이야기와
정통벌침봉침

4   양광환 지음

모드공짜출판사

너무나 놀라운, 하지만 누구나 쉽게 접근할 수 있는 이야기를 하나 더 추가하려고 합니다. 《벌침이야기》 책을 저술한 저자가 벌침에 대한 보완재로서의 이야기를 추가한 것입니다. 그것은 바로 헛개나무이야기입니다.

헛개나무이야기는 벌침 마니아이거나 아니거나 반드시 필요한 것입니다. 특히 밥을 먹는 식생활을 하거나 술을 많이 마시는 습성을 지닌 사람이라면 누구나 헛개나무 달여 마시기를 생활화해야 합니다. 밥을 많이 먹거나 술을 많이 마시거나 스트레스에 늘 시달리는 생활을 하는 사람이라면 간에 지방이 쌓이게 되고 결국 간 기능이 저하되어 항상 피곤하고 만사 자신감이 없으며 발기력이나 정력도 떨어지게 될 것입니다. 간에 지방이 낀 상태를 쉬운 말로 하면 때가 많이 끼어 있다는 것입니다. 간은 인체 속의 혈액 필터라고 해도 과언이 아닙니다. 필터에 때가 많이 끼어 있다면 간이 제 기능을 발휘할 수 없습니다. 간에 낀 때 중에서 바이러스나 세균성 때는 벌침을 즐기면 제거할 수 있습니다. 하지만 바이러스나 세균성 때가 아닌 지방이나 불순물(중금속, 매연, 농약, 스테로이드 성분)로 이루어진 때는 벌침으로 제거하는 데 한계가 있습니다.

헛개나무 달여 마시기를 즐기면 그런 때들도 확실히 청소할 수 있습니다. 헛개나무 달여 마시기를 즐기는 방법도 벌침을 즐기는 것만큼이나 쉬워서 누구나 안전하게 즐길 수 있습니다. 벌침을 즐기는 방법도 꿀벌 하나면 가능하듯이 헛개나무 달여 마시기 역시 헛개나무 하나면 됩니다. 헛개나무를 다른 것들과 섞어서 달여 마시는 것이 아니라 보리차를 끓여 마시듯이 즐기면 됩니다.

우리나라에 자생하는 헛개나무의 간 청소 능력은 타의 추종을 불허할 만한 효능을 지니고 있습니다. 간에 때가 끼면 간염이 발생하게 됩니다. 간염이 간경화가 되고 간경화는 간암을 유발하기도 합니다. 그러므로 간에 때가 낀 상태를 방치하면 생명이 위태로울 수 있는 것입니다. 이런 잡병들을 미리 예방하기 위한 것 중에서 벌침과 헛개나무 달여 마시기를 즐기는 것이 최고의 예방책이라고 말씀드릴 수 있습니다.

모든 질병의 원인은 간 기능이 저하 때문이라고 믿고 있습니다. 간만 제대로 정상적으로 건강하게 유지할 수 있다면 만병이 두렵지 않을 것으로 믿습니다. 간이 무너지면 신체 건강관리 시스템 전체가 무너지게 됩니다. 발기부전, 암, 염증, 만성피로, 감기, 심근경색, 통풍, 나른함, 노안, 황달, 피부질환, 변비, 배뇨장애, 주름살, 탈모, 머리카락 가늘어짐, 뇌졸중, 어지럼증, 지구력 저하, 끈기부족, 면역력 저하, 소화불량, 밥맛없음, 지독한 숙취, 부스럼, 피부 가려움, 충혈, 알콜 분해능력 저하, 발음 부정확, 주량 감소, 자신감 부족, 정력 감퇴, 필름 끊김, 스태미나 부족, 혈액순환 장애, 당뇨병, 고혈압, 동맥경화, 천식, 폐질환, 숨이 차다, 관절염, 디스크, 오십견, 뒷목 당김, 비염, 낭습, 무좀, 하지정맥류, 얼굴색 어두움, 입술

거무튀튀함 등등 모든 잡병들이 간 기능 저하가 있을 때 찾아오는 것입니다. 간 기능이 저하되면 신체 모든 부위의 면역력이 떨어지게 되니 잡병들이 활개를 치는 것입니다.

그렇다면 간 기능을 항상 건강하게 유지시켜 준다면 위와 같은 잡병들의 발병을 억제할 수 있는 것 아니겠습니까? 지금까지는 감기에 걸리면 감기 바이러스 퇴치를 위해 안간힘을 쏟았습니다. 하지만 왜 감기에 걸린 것인지에 대한 원인적 치료법을 생각도 하지 않았습니다. 그러므로 계속해서 감기에 걸렸던 것입니다. 벌침과 헛개나무 달여 마시기를 즐겨서 간 기능을 강화시켜 준다면 감기를 달고 사는 일은 사라질 것입니다. 정력 감퇴가 일어난 것을 특정 알약을 복용해서 해결하려고 하고 있습니다. 필자는 그런 방식보다는 노화의 원인이 바로 간 기능 저하라는 사실을 인식하고 간 기능을 제대로 관리하면 노화 역시 늦어질 것이고 그러면 정력 감퇴나 발기력 저하, 질건조증 같은 것을 확연히 줄일 수 있다고 주장하는 것입니다.

아무튼 헛개나무 달여 마시기는 누구나 쉽게 행할 수 있는 방법입니다. 일주일이고 한 달이고 헛개나무 달여 마시기를 즐겨보시기 바랍니다. 그러면 누구나 느끼실 것입니다. 간에 낀 지방이나 때를 청소한 느낌이 얼마나 행복한 것인지를 말입니다. 벌침 마니아 생활과 헛개나무 달여 마시기는 바늘과 실과의 관계라고 이해하시면 될 것입니다. 두 가지 방법 모두 누구나 자유롭게 스스로 안전하게 즐길 수 있는 것들이니 망설일 필요가 없습니다. 간 기능을 정상화하여 질병의 고통으로부터 벗어나기를 바랍니다.

　아무튼 제가 '살고 싶다면 이 책을 읽으시오'라는 말씀을 드리고 싶은 심정으로 책을 출간하는 것이며, 가장 경제적으로 누구나 쉽게 즐길 수 있는 방법이므로 긍정적으로 받아들이기 바랍니다. 이제까지 벌침과 헛개나무 달여 마시기를 즐기는 방법을 잘 몰라서 즐기지 못했으나 《벌침이야기》 교본과 《헛개나무이야기》라는 책을 통하여 어떻게 즐기는 것인지에 대한 모든 것이 공개되어 있으니 그냥 즐기시면 됩니다. 내용 중 반복되는 듯한 느낌이 드는 글도 있으나 '지방간에 대한 것을 강조하고 있구나!'라고 여기시고 너그러운 마음으로 양해바랍니다. 지방간, 정말로 무서운 것이니까요. 만병의 근원이 바로 지방간입니다. 고맙습니다.

제1부 헛개나무이야기 13

제 1 부

헛개나무이야기

1. 태풍이 불다, 피톤치드의 향연

그해 늦여름 태풍이 불었다. 사람들은 일기예보를 통하여 세력이 아주 큰 태풍이 몰아칠 것이라는 사실을 알고 있었기에 미리 준비를 단단히 해놓았다. 자신들의 처해진 입장에서 피해를 최소화하기 위해 만반의 준비를 한 것이었다. 비닐하우스 농사를 짓는 농부들의 애타는 모습을 보고 안타깝다는 생각이 들었다. 하지만 자연의 위대함 앞에 놓인 초라한 인간의 모습을 보면서 자연에 순응하는 것이 어쩌면 가장 현명한 대처법이라고 생각했다. 전국적인 태풍 피해 상황이 연일 뉴스에서 흘러나왔다. 산사태, 축대 붕괴, 어선 파손, 농지 침수, 낮은 지대에 사는 사람들의 보금자리 침수, 비닐하우스 날아감 등등 매우 심각한 피해를 당했다는 것이었다. 태풍이 물러가고 3일 후에 늘 다니던 등산로를 찾아 산책을 했다. 여기저기 쓰러진 나무들이 보였다. 뿌리 힘이 약한 나무들이 덩칫값을 하지 못하고 나자빠져 있었다. 아카시아나무, 참나무, 소나무 등등 우리들이 산에만 가면 쉽게 볼 수 있는 나무들이었다. 태풍이 불 때 뿌리가 뽑히지 않은 나무들은 줄기나 가지가 부러지거나 잎이 바람에 뜯기어 등산로에 나뒹굴고 있었다. 오랜만에 맡아보는 피톤치드 향기가 정답게 느

      헛개나무이야기와 정통벌침봉침4 - 간이 배 밖으로 나오다

껴졌다. 식물들이 상처가 났을 때 스스로 치유하기 의한 분비물이 피톤치드라 했던가? 코끝에 살갑게 다가오는 피톤치드 향기에 매료되어 시간을 잊은 채 등산로를 산책했다. 평소에는 관심이 없었던 나무들이었는데 길옆에 너부러져 있는 모습을 보면서 키가 큰 나무들의 잎들을 가까이서 바라볼 수 있는 기회를 가진 행운과 함께 마음의 여유를 가질 수 있었다. 저만치 등산로에서 10여 미터 떨어진 곳에 잎이 넓은 헛개나무 한 그루도 쓰러져 있었다. 뿌리가 거의 다 뽑혀진 상태로 완전히 땅바닥에 자신의 몸을 던져 드러누운 자서였다.

‘등잔 밑이 어둡다더니, 여기에 헛개나무가 자생하고 있었구나!’

이런 생각을 하면서 등산로를 계속 걸어가는데 줄기 직경이 15센티 이상인 헛개나무 두 그루가 역시 태풍을 이기지 못하고 자빠져 있었다. 피톤치드 향기를 맡으며 걸었던 등산로를 다음날도 찾아갔다. 아직도 당국에서는 등산로에 나자빠진 몇 그루의 나무들을 치우지 않고 있었다. 하지만 그런 불편쯤은 피톤치드 향기에 취해 무시할 수 있었다. 서너 번 더 피톤치드 향기를 따라 등산을 했다. 날이 갈수록 피톤치드 향이 약해졌다. 등산로를 관리하는 당국에서 등산객들을 방해하고 있던 쓰러진 나무들을 톱으로 잘라 길옆에 쌓아 놓았다. 어린 시절 아궁이에 나무를 때던 것이 불현듯이 떠오르면서 쓰러진 나무 잔해들을 화목으로 사용했으면 하는 바람이 있었지만 현실은 도시가스로 난방과 취사를 하니 어쩔 수 없었다. 태풍이 지나간 후 간 건강을 지킬 수 있게 해준 헛개나무와의 만남이 이루어진 것이다. 수십 년 이상 자란 헛개나무와의 만남이 있었기에 《헛개나무이야기》라는 책을 출간하게 되었다. 그해 9월 중순 이후 쓰러진 헛개나무를 등산을 갈 때마다 눈으로 확인했다. 아무도 손을 대지 않고 있었다. 자연재해를 당한 헛개나무들의 운명은 시간이 흐르면 거름으로 분해될 운명이었던 것이다. 늘 피곤하고 주량도 확연히 줄면서 노화가 급속히 진행되던 필자는 태풍으로 인해 헛개나무가 쓰러졌기 때문에 간 기능을 회복할 수 있었던 것이다. 따지고 보면 태풍이 필자의 간 기능 저하를 원상복구 해준 것이었다.

2. 헛개나무, 지구자나무, 호깨나무 숙성

헛개나무라는 말은 순우리말이고 표준말이다. 한자어로 지구자나무라고 하며 호깨나무라고 부르는 지방도 있다. 그해 늦여름 태풍이 불어 쓰러진 헛개나무는 다음해 2월 중순까지 쓰러진 초기 상태 그대로 방치되고 있었다. 그러니까 5개월 동안 극한의 공포심과 고통 속에서 헛개나무가 숙성되었던 것이다. 어렸을 적 시골에서는 마을 사람들이 종종 철엽 같은 것을 즐겼다. 그러면서 똥개를 잡아먹기도 했다. 똥개를 잡을 때 똥개 몸뚱이를 거적으로 싸고 적당한 높이의 나무에 매달아 몽둥이질을 해댔다. 몽둥이질을 해서 잡아먹어야지만 개고기가 맛있다는 믿음으로 그런 행동을 했던 것이다. 똥개의 고통이 강하면 강할수록 고기 맛이 좋다는 기대심리가 전해져 내려오고 있었기 때문이다. 요즘은 뱀을 잡아먹으면 법적인 문제가 발생하므로 뱀탕을 먹을 기회가 사실상 없지만 예전에는 뱀탕을 끓일 때에도 뱀을 적당한 크기의 항아리에 집어넣고 뱀 대가리를 회초리로 툭툭 건드려서 약을 바짝 올린다고 했다. 그러면 약이 많이 오른 뱀이 죽음에 대한 공포심과 자신을 괴롭히는 것에 대한 적개심으로 독을 최대한 많이 체내에 만들게 되고 그런 상태에서 뱀탕을 끓이면 정말로 효과적인 뱀탕이 된다는 말이 유행했었다. 아무튼 헛개나무는 뿌리가 뽑힌 상태에서 수분이 공급되지 않고 서서히 죽어가면서 혹한의 추위를 겪으면서 숙성이 되었다. 직경이 15센티 이상 된 쓰러진 헛개나무는 등산로 관리를 하는 사람들이 줄기와 뿌리의 경계선 부위를 톱으로 잘라 놓은 상태로 5개월 이상 숙성된 것이었다. 누구도 관심을 갖지 않던 쓰러진 헛개나무를 5개월 이상 관찰하면서 잔가지를 몇 개 꺾었다. 어차피 썩어가는 헛개나무이므로 임상실험을 해보자는 의도였다. 헛개나무 가지는 5개월 정도 숙성이 되어서 그런지 잘 부러졌다. 물론 숙성이 되지 않은 헛개나무 가지도 다른 나무 가지에 비해 잘 부러지는 특성이 있다. 맨손으로 헛개나무 가지를 한 뼘 정도의 길이로 짧게 부러뜨려서 수돗물에 30분 정도 불렸다. 왜냐하면 헛개나무 가지에 묻었을 잡물질(분진, 매연, 먼지, 그리고 나무껍질 자체에 혹시 있을 수도 있는 해충이나 곰팡이 같은 것들)을 제거하기 위해 그렇게 한 것이다. 30분 정도 물에 담갔던 헛개나무 가지를 손잡이가 달린 플라스틱 솔을 사용하여 나무껍질 부위를 아주 세게 박박 문질러서 잡물질들을 제거했다. 물로 깨끗이 씻어서 바람이 잘 통하는 곳에 보관을 하면서 말렸다. 헛개나무 가지를 자른 길이가 한 뼘 정도이므로 나무껍질이 보호하고 있는 부위가 많아서인지 쉽게 헛개나무 가지의 수분이 사라지지 않았다. 양 끝단의 부러진 단면만 건조가 되고 있었다. 가지의 나무껍질 덕분에 아주 서서히 속살 부위의 수분이 사라지고 있었다. 마치 떫은맛의 감이나

고욤이 시간이 지나면서 홍시가 되고, 꿀맛이 나는 고욤이 되는
현상과 같다고나 할까? 그렇게 헛개나무 가지는 숙성이 되었다.
숙성의 원리를 깨닫고부터 태풍에 쓰러져 나뒹구는 헛개나무를
시간이 날 때마다 옮겨와서 같은 방법으로 자르고 씻어서 숙성을
시켰다. 숙성이라는 것은 시간이 약이었다. 물로 씻은 다음 통풍
이 잘 되는 곳에서 3일 정도 말린 다음 쪼개지 않은 상태로 거실
에 쌓아 놓고 숙성을 시켰다. 집안에 헛개나무 향기가 언제나 그
득하였고 기분이 나쁘지 않은 향기라서 좋았다.

3. 오리백숙과 헛개나무, 황홀한 기분, 지방간

　언젠가 시골에 사는 처남이 청계(푸른색의 알을 낳는 닭)와 오리를 각각 한 마리씩 잡아 주었다. 여동생을 아끼는 마음에서 그렇게 한 것인지 아니면 여동생과 함께 사는 필자를 위해 그렇게 한 것인지 알 수는 없지만 종종 그런 일들이 있으니 기분이 좋은 것은 사실이다. 시중에 유통되는 것보다는 시골집에서 기르는 특별한 닭과 오리이므로 더욱 입맛을 돋우어 줄 뿐만 아니라 그 핑계로 술 한 잔 마시는 기회가 생기니 고마운 마음이 들기도 한다. 청계는 볶아 반찬으로 먹었고 오리는 백숙을 만들어 먹기로 아내가 결정했다. 음식 메뉴 결정권은 아내가 좌지우지하는 관습법에 따라 어느 토요일 오후에 드디어 오리백숙을 요리해 먹었다. 오리백숙을 요리할 때 필자가 아내에게 헛개나무 가지를 몇 개 넣자고 건의를 했는데 순순히 받아들여졌다. 커다란 스테인리스 냄비에 오리 한 마리가 다 잠기도록 물을 넣고 헛개나무 잔가지를 한 줌 쥐어서 넣었다. 오리고기는 닭고기보다 익는데 시간이 더 걸리는 것 같았다. 아무튼 오리다리가 익어서 살코기가 쪼그라들 때까지 푹 삶았다. 1시간 30분 정도 시간이 걸렸을 것이다. 수십 년을 살아오면서 '황홀한 것'에 대해서 확신을 가지고 경험을 했던 기억이 없었다. 시골 초가집에서 태어나서 어린 시절을 보낼 때는 산과 들판으로 뛰어다니면서 자연을 만끽하며 사는 것 역시 누구나 어렸을 적에는 그렇게 사는 방식, 그 이상도 그 이하도 아닌 다들 그렇게 사는 것이 사람들이라고 믿었었다. 눈에 보이는 모든 것들은 그냥 필자에게 주어진 환경에 지나지 않으며 필자는 충분히 그런 환경을 즐길 권리를 가지고 있다고 믿었다. 다른 친구들도 그렇게 살아갈 운명을 함께 타고난 것이라고만 여겼기에 오염 안 된 자연의 산과 들판을 뛰어다니는 것이 황홀함이었다는 것을 알지 못했었다. 도시로 나가 학교를 다니면서 새로운 친구들을 사귀고 도시환경에 적응하는 것 역시 타고난 운명이라고만 생각했지 미지의 세계에 대한 새로운 경험이 황홀감이라는 사실을 느낄 수 없었다. 군대생활, 결혼생활, 직장생활, 사회생활 등을 영위하면서 겪는 모든 일들도 사람의 삶에서 겪는 당연한 것이라고 긍정적으로 믿고 살았기에 특별한 황홀함을 느낀 기억이 없었다. 그러니까 필자가 살아오면서 겪었던 모든 희로애락이 그저 삶의 한 조각일 뿐이라고 생각했다는 것이다. 오리백숙을 요리해 먹던 그날 아내가 가스 불을 켜고 오리를 숙성된 헛개나무 잔가지 한 줌과 함께 끓이고 있을 때 필자는 소파에 앉아 신문을 보고 있었다. 그런데 일정 시간이 어느 정도 지나면서 필자는 황홀감을 느끼기 시작했다. 늘 찌뿌듯한 기분으로 서상사만큼이나 복잡한 머리와 피로감을 지니고 살았었는데(다른 사람들도 나이가 들던 그렇게 살고 있다고 믿고 있었음) 기분이

묘한, 마치 구름 위에 뜬 것 같은 감정이 생긴 것이었다. 여기를 둘러봐도 저기를 둘러봐도 필자의 기분을 황홀하게 해줄 것들은 보이지 않았다. 거실 유리창 밖을 내다보려고 하니 유리창에 오리백숙을 요리하면서 나오는 수증기가 결로현상을 이기지 못하고 붙어 있었다.

'왜 이렇게 기분이 좋지?'

고개를 갸우뚱거리면서 원인을 찾으려고 했지만 찾을 수가 없었다. 그런 황홀함 속에서 얼마의 시간이 흘렀다.

"여보, 오리고기가 다 삶아진 것 같으니 식기 전에 먹읍시다."

아내의 말에 식탁으로 가서 삶은 오리고기와 함께 국물을 마셨다. 삶은 오리고기를 맛소금을 찍어서 간을 맞추어 먹기도 하고 김장김치를 곁들여 먹기도 했다. 오리기름은 응고가 되지 않아 건강관리에 이롭다고 하니 오리 삶은 국물을 두 사발 정도 마셨다. 오리 삶은 국물이지만 숙성된 헛개나무 가지 한 줌(손가락 굵기의 헛개나무 잔가지를 한 뼘 정도의 길이로 자른 것)과 함께 끓인 물이었다. 필자가 그 당시 느꼈던 황홀감을 모든 이들과 함께 누리고자 《헛개나무이야기》를 출간하게 되었다고 해도 그다지 틀리지 않을 것이다. 그것은 사막에서 목이 말라 죽어가는 사람에게 물 한 모금과 같은 것이었다. 그동안 혹사당한 간에게 오리백숙을 끓일 때 헛개나무 잔가지 한 줌을 넣은 것이 사막에서 한모금의 물보다 더 소중한 것이었다고 감히 말할 수 있다.

4. 간이 배 밖으로 나오다

간에 대한 말들이 많이 있다. 간이 그만큼 다른 장기들보다 중요하다는 것을 나타내는 증거인 것이다. 통이 작고, 도량이 좁고, 스케일이 소규모이며, 우유부단한 성격으로 결단력이 부족한 사람을 새가슴을 가진 사람이라고 한다. 새 중에는 큰 새도 있고 작은 새도 있으므로 새가슴을 가진 사람 중에서도 지나칠 정도의 우유부단한 성격을 지닌 사람이라면 참새가슴을 지닌 사람이라고 한다. 때로는 좁쌀 같은 사람이라고 말하기도 한다. '간뎅이가 부었다'는 말이 있다. 참새가슴을 가진 사람이 제법 통 큰 행동이나 결심을 하면 사람들이 '당신 간뎅이가 부었다'라고 말하는 것이다. 간이 비정상적으로 부어 커지면 참새가슴을 가진 사람도 물불 가리지 않고 무모하게 행동을 할 수 있다는 의미가 '당신 간뎅이가 부었다'는 말이다. 이 말을 상대방에게 하는 것은 '당신은 아무리 발버둥 쳐봐도 좁쌀 같은 사람이거나 참새가슴을 가진 사람이다'라고 약간은 무시하는 부정적인 의미이다. 간뎅이가 붓지 않고는 그런 행동을 할 자격조차도 안 된다는 것이다. 간이 붓는 경우를 생각해 보자. 간에 지방이 쌓이거나 간의 제독 기능이 원활하지 못해 지저분한 혈액이 늘 간에 가득 차 있다면 간이 붓고 팽창하게 되는 것이다. 그렇게 되면 전신에 피로를 느끼게 되면서 이판사판의 심정을 가질 수 있다. 죽기 아니면 살기라는 극단적인 무모한 결단을 내릴 수도 있는 것이다. 왜냐하면 늘 짜증스러운 일상생활을 하기 때문에 그렇게 되는 것이다. 한편 '간이 배 밖으로 나왔다'라는 속말도 있다. 이 말의 의미는 평소에는 제법 통이 크게 행동하는 습성을 가진 사람이 정말로 상상 이상으로 통 큰 행동을 하거나 결단을 내리는 것을 보고 사람들이 긍정적인 의미에서 혹은 자신들은 할 수 없는 것을 할 수 있는 용기와 박력을 가진 것을 부러워하는 마음에서 하는 말이다. 즉 매우 역동적으로 행동하는 사람에게 어울리는 말인 것이다. 헛개나무 달여 마시기를 하면 누구나 간이 배 밖으로 나올 수 있다. 위축된 행동이나 자신감이 없는 생활방식을 가진 사람이라면 즉시 헛개나무 달여 마시기를 즐겨야 한다. 그러면 활력 있고 자신감이 넘치는, 적극적이며 매사 저돌적인 추진력을 가진 생활방식을 지니고 살아갈 수 있다. 용기 있는 자만이 미인을 차지할 수 있다고 했다. 적극적이며 사내다운 행동을 하지 않으면서 미인을 얻기를 바라는 것은 논리에 맞지 않는 일이다. 자신의 배우자로 어울리는 미인을 만났다면 물불 가리지 않고 결혼을 해서 행복하게 살아가는 것이 용기 있는 사내의 생활방식인 것이지, 이리저리 좁쌀같이 감이 떨어질 때만을 기다린다면 다른 용기 있는 사내가 그녀와 결혼을 하게 될 것이다. 용기가 부족하여 자신의 이상형인 여성에게 사랑고백을 하지 못하는 남성이라면 헛개나무 달여

 헛개나무이야기와 정통벌침봉침4 - 간이 배 밖으로 나오다

마시기를 즐기면서 과감하게 사랑고백을 하기 바란다. 그렇게 도전해야 그녀가 응할 것이다. 멋있고 박력 있는 남성이라면서 그녀의 인생을 평생 맡길 수 있다고 믿고 결혼 승낙을 할 것이다. 간뎅이가 부은 사람보다는 간이 배 밖으로 나온 사람을 여성들은 더 좋아하기 때문이다. 틀은 개털인데 행동은 범털처럼 하는 사람과 틀은 범털인데 행동을 개털처럼 하는 사람이 있다면 어느 쪽 사람이 여성에게 더 신뢰감을 줄 수 있겠는가? 두 사람 중에 한 사람을 선택하라면 대부분의 여성들은 후자의 사람보다는 전자의 사람을 선택할 것이다. 물론 틀도 범털이고 행동도 범털처럼 한다면 아주 좋겠지만 그런 경우는 세상에 별로 존재하지 않기 때문에 기대심리를 가지는 것은 어리석은 일이다. 인품은 타고나는 것이 아니라 세상에서 단련하는 것이다. 평소에 간이 콩알만 하여 어설픈 삶을 살아가는 이가 있다면 헛개나무 달여 마시기를 즐겨서 통 크게 살기를 바랄 뿐이다. 헛개나무 달여 마시기를 즐기는 데 돈이 많이 들어가는 것이 아닌지 하고 걱정하는 사람이 있다면 잘못된 생각이므로 걱정하지 말아야 한다. 이렇게 생각하는 사람이 있다면 그 사람은 아마도 틀도 개털이고 행동도 개털처럼 하는 성격의 소유자일 수 있다. 누구나 쉽게 접근할 수 있는 것이 헛개나무 달여 마시기이다. 벌침처럼 관심만 있으면 누구나 행할 수 있다. 돈을 들이지 않고도 말이다.

5. 만사가 귀찮고 늘 피곤하다, 당뇨병, 췌장암, 동맥경화

　간은 인체의 보급 창고이다. 인체가 생존하기 위해서는 신체 구석구석에 맑은 피와 영양분을 필요한 만큼 제때 공급을 해주어야 한다. 그렇지 않으면 면역체계가 무너져 내려 결국 잡균이나 바이러스에 의해 신체는 갉아 먹히고 그 결과로 질병이 발생하게 되면서 결국 생명을 잃게 된다. 간 기능이 정상적이지 않으면 신체 구석구석에 보급품이 정상적으로 배달되지 못하게 되어 잡균이나 바이러스와의 전쟁에서 이길 수 없다. 이런 이유 때문에 간 기능이 매우 중요한 것이다. 만사가 귀찮고 늘 피곤하다는 기분이 든다면 간 기능이 서서히 망가지고 있다는 징조이다. 간은 침묵하는 장기라고 말하지만 서서히 간 기능이 망가질 때 간접적으로 간 기능이 떨어지는 것을 말한다. 인체 보급 창고에 문제가 발생하여 보급품을 제때에 보내지 못하거나 보급품을 보내긴 하는데 부패되거나 먹기가 역겨운 것들을 보낸다면 신체는 전국적으로 쑤시고 피로를 느끼게 될 것이다. 변비가 있어 대장이 늘 더부룩하게 살아가는 사람은 만사가 귀찮고 늘 피곤함을 느낀다. 이미 소화된 변이 밖으로 배출되지 못하고 대장에 오래 머물게 되면 신체에 유해한 물질의 가스가 밖으로 나오기도 하고 일부는 장기에서 흡수되어 간에게 상당한 부담을 주게 된다. 간에서 제독이 완벽하게 되려면 간 기능이 원활하게 작동되어야 하는데, 밥을 먹고, 술을 마시고, 매연에 노출되어 있고, 스트레스에 시달리면서 간에 지방이나 잡물질이 끼어 있으므로 간 기능이 원활하게 작동되기 어렵다. 이 때문에 변비를 가진 사람은 늘 짜증스러운 느낌으로 살아가는 것이다. 이런 이유로 간 기능이 매우 중요한 것이다. 체내에서 발생되는 모든 불리한 물질들을 제독하는 곳이 간이다. 신체의 발전소라고 표현할 수도 있다. 신체의 발전소인 간 기능이 떨어지면 신체의 모든 기능에 악영향을 끼치게 될 것이다. 전기가 언제 끊어질 것인지 모르는 불안함 속에서 신체의 모든 부속품들은 긴장하게 될 것이며, 이런 불안감을 극복하지 못하는 부속부터 망가지기 시작할 것이다. 암세포를 억제할 수 없으므로 암세포들이 활개를 칠 것이고, 말초신경이 취약한 사람은 그것부터 무너질 것이며, 시신경이 약한 사람은 노안이 다른 사람에 비해 상대적으로 빨리 찾아오게 된다. 소화불량, 충혈, 질건조증, 당뇨병, 고혈압, 관절염, 디스크, 전립선 비대증, 탈모, 발기부전, 새벽 발기력 저하, 오십견, 하지정맥류, 주름살, 뇌세포 파괴, 치매, 중풍, 뇌출혈 등등의 질병이 발병할 수도 있고 심하면 간 자체에 질환이 생기기도 한다. 간염이 발생할 수 있고 비알콜성지방간, 알콜성지방간, 간경화, 간암 등의 간질환도 생길 수 있다. 또한 배에 물이 차는 복수증상도 나타날 수 있다. 그리고 잇몸에서 피가 나는 횟수가 증가하기도 하며 피가 나는 양이 늘어나기도 한다. 아침마다 양치질할 때 '웩웩' 소리가 집안에 울려 퍼지기도 하며 황달이 들어 눈동자가 누렇게 변하거나 입술색이 검푸르게 보이면서 얼굴빛이 거무튀튀하게 변하기도 한다. 이런 증상들이 하나라도 나타나게 된다면 간 기능 문제가 심각하게 돌아가고 있다는 증거이니 서둘러서 공짜벌침과 헛개나무 달여 마시기를 함께 즐겨야 한다. 그러면 본인 스스로 헛개나무 위대함을 직접 몸으로 느낄 것이다. 동맥경화, 당뇨병, 심근경색, 췌장암 등도 결국은 간 문제이다. 간에서 맑은 피를 걸러낼 능력이 떨어지면 혈액이 혼탁해지고 혼탁해진 혈액이 혈관을 통해 신체 구석구석으로 순환이 될 수 없으니 질병들이 활개를 치게 될 것이다. 그렇다면 무엇보다도 먼저 간 기능을 정상화시켜야 되는 것 아니겠는가? 무기력한 기분이 든다면 지체 없이 벌침과 헛개나무 달여 마시기를 즐겨야 한다. 아니, 무기력한 기분이 들기 전이라도 사전에 예방적 차원에서 즐겨야 한다. 왜냐하면 주식이 밥인 우리들은 늘 간에게 부담을 주고 있기 때문이다. 심근경색의 원인은, 지방간 등의 영향으로 간에서 석회질 같은 불순물을 잘 걸러주지 못해 이런 잡물질들이 심장의 혈관 내부 벽에 쌓여 피가 잘 돌지 못하여 생기는 것이다. 건초염, 오십견, 테니스엘보, 통풍 등도 결국 간이 문제인 질병들이다. 간이 얼마나 중요한 것인지는 아무리 강조해도 지나치지 않는다.

6. 정통안전공짜벌침과 헛개나무 달여 마시기를 병행하는 이유

벌침을 누구나 자유롭게 스스로 안전하게 즐길 수 있는 세상이 되었다. 벌침을 즐기는 이유는 신체 구석구석까지 혈액순환을 활발하게 하여 면역력을 강화하려는 것이다. 면역력을 강화하면 만병을 예방할 수 있다. 벌침을 즐기면 혈액순환이 개선되는 이유는 첫째, 붓는 원리로 인하여 모든 혈관의 단면적이 넓어지게 되어 혈액이 흐르는 길을 확장시켜 주기 때문이다. 둘째, 벌독이 강력한 천연 항균물질이므로(페니실린의 1,000배 이상) 잡균들의 죽여서 혈액을 맑게 해주므로 혈액의 점도가 묽어져 흐름이 개선되는 것이다. 셋째, 혈액 속에 들어 있는 잡균이나 이물질, 지방 찌꺼기 등이 망가뜨려 놓은 혈관 벽을 재생시켜 혈액이 매끈한 혈관 벽을 통하여 흐르니 꺼칠한 혈관 벽보다 훨씬 더 혈액순환이 잘되는 것이다. 이런 이유 때문에 벌침을 즐기는 것이다. 헛개나무 달여 마시기를 즐기면 간 청소에 매우 큰 효과가 있다. 간이 깨끗해져서 간 기능이 제대로 작동한다면 혈액 속에 들어 있는 지저분한 잡물질들이 근본적으로 줄어들게 될 것이다. 간은 저장하는 것을 좋아한다. 만약의 비상사태에 대비하여 지방을 저장하는 것이다. 간에 더 이상 지방을 저장하기 어려우면 뱃가죽에 지방을 저장하게 되면서 똥배가 나오는 것이다. 뱃가죽뿐만 아니라 창자의 바깥 부위에도 지방을 저장하려고 한다. 이런 습성을 가진 간이다 보니 음식을 적당히 규칙적으로 먹어야 된다. 불규칙하게 음식을 섭취하면 간이 저장하는 성질을 최대한 이용하려고 한다. 즉 간에게 규칙적으로 음식을 먹을 테니 저장하는 것을 걱정하지 않도록 이해시켜 주는 것이 체지방을 줄이는 데 도움이 된다. 이런 이유로 벌침과 헛개나무 달여 마시기를 병행해야 하는 것이다. 아무리 벌침을 즐긴다 해도 혈액이 탁해지는 근본 원인을 제거하지 않으면 빈곤의 악순환처럼 혈액순환 장애를 근본적으로 뿌리 뽑지 못하게 되어 여기저기 아프게 된다. 공짜벌침과 헛개나무 달여 마시기를 즐기는 것을 병행하면 상호 보완재로서의 역할을 하게 되므로 시너지 효과를 보게 된다. 일부 몰상식한 사람들 중에 성기벌침을 과하게 즐겨서 술을 갑자기 많이 마신 것과 같이 일시적으로 발기가 잘 되지 않는 경우도 있다. 이런 경우에 벌침을 몇 주 쉬면서 헛개나무 달여 마시기를 즐기면 마치 숙취로 고생하는 사람들의 문제가 제거되는 것처럼 효과를 볼 수도 있다. 간에 낀 주독을 제거해 주는 데 헛개나무 달여 마시기가 효과적이다. 세상에 술을 이길 사람은 없다. 하지만 술을 이길 수 있는 나무가 있으니 그 이름 헛개나무이다. 술도 이기는 헛개나무가 간에 낀 폐독을 제거하는 것쯤은 식은 죽 먹기이다. 생존경쟁이라는 삶의 체험 현장에서 온갖 스트레스와 외적인 열악한 환경(음주, 흡연, 매연, 분진, 수질오염, 황사, 잔류

　　헛개나무이야기와 정통벌침봉침4 - 간이 배 밖으로 나오다

농약, 대기오염, 항생계 오남용, 유전자 변형식품, 방부제 등등)
에 의한 간의 부담을 확실히 덜어주는 역할을 공짜벌침과 헛개나
무 달여 마시기가 해줄 것이다. 건강이 비교적 양호한 사람이라
면 둘 중 하나라도 해야 되지만 둘 다를 취미생활로 즐기는 것이
여러 모로 좋다.

7. 거실, 침실, 헛개나무 가구, 생활용품, 피톤치드

헛개나무에 대한 여러 가지 이야기들이 떠돌아다니고 있다. 필자가 알고 있는 내용을 더듬어보니 헛개나무와 간 기능은 친구이며 헛개나무와 술은 원수지간이라는 것이다. 헛개나무가 술을 물로 만든다는 말도 있다. 필자는 거실 구석에 헛개나무 줄기를 장작토막 크기로 잘라 쪼개지 않고 벽을 기준하여 1m x 1m 면적 정도로 쌓아놓고 있다. 은은한 헛개나무 향이 집안에 가득 차게 한 것이다. 헛개나무를 거실에서 숙성하는 것이기도 하지만 헛개나무 향기를 코로 맡으면서 폐로 흡수된 헛개나무 성분이 혈액을 통하여 간에 전달되게 하려는 계산된 행동이다. 헛개나무를 달여 마시는 것과 함께 코로 숨을 쉬면서 헛개나무가 내뿜는 향(피톤치드)을 섭취하는 방식이다. 헛개나무 장작을 쪼개지 않고 거실에서 숙성하는 이유는 집안이 건조할 경우에 너무 빨리 헛개나무가 마르는 것을 방지하기 위해, 그리고 충분히 숙성의 시간을 주려고 그러는 것이다. 그러면 쪼개서 숙성시키는 것보다 느리게 충분히 숙성이 된다. 숙성된 헛개나무를 달일 때는 조그만 손도끼 등으로 쪼개어 달이면 될 것이다. 헛개나무가 자신의 간 건강을 지켜주는데, 비록 침향 목은 아니지만 거부감 없는 헛개나무 향을 맡기 위해 거실 한 구석을 내주는 여유는 있어야 하지 않겠는가? 가지런하게 쌓아놓은 헛개나무 장작토막 더미를 바라보면서 헛개나무가 왜 거실 구석에 있어야 하는 이유를 시각적으로 늘 되새기게 되어 함부로 간에 부담을 주는 행동을 하지 않으려는 마음이 생기기도 할 것이며, 때로는 소파에 앉아 헛개나무 장작토막 하나를 집어 코르 가져가서 그윽한 헛개나므 향기를 맡으며 뿌듯한 느낌을 즐기기도 하는 것이다. 자연미가 싫증이 난다면 작은 의자나, 화장대, 책상, 책꽂이 등의 가구를 헛개나무를 이용하여 만들어 놓을 수도 있다. 앞으로 《헛개나무이야기》가 사람들에게 알려진다면 헛개나무로 만든 가구가 최고의 인기를 누릴 수도 있겠다. 아무튼 30평 정도의 집안 공간에 한 뼘 정도의 길이로 자른 헛개나무 장작토막 더미 덕분에 그윽한 헛개나무 향기를 앉으나 서나, 자나 깨나 늘 즐길 수 있으니 얼마나 좋은지 모르겠다. 방이 여러 개라면 방마다 헛개나무 장작토막 더미를 만들어 놓아도 된다. 인체에 해로운 화학성분이 잔뜩 섞인 페인트칠을 한 가구들로 집안을 장식해 놓는 것보다는 간 친구인 헛개나무 장작토막 더기를 쌓아놓는 것이 훨씬 운치 있고 건전한 생활방식일 것이다. 필자가 전 국민 공짜벌침 대중화 운동을 하면서 많은 국민들이 벌침을 자유롭게 스스로 안전하게 즐길 수 있는 벌침 마니아가 된다면 벌침용 꿀벌의 수요가 엄청나게 증가할 것이고 그렇게 되면 농가 부가가치가 연간 수조 원 정도 발생한다고 《벌침이야기2》에서 언급했었다. 정말로 많은 사람들이 벌침 마니아 생활을 하고 있다. 많은 양봉인들이 꿀을 목적으로 한 양봉에서 벌침용 꿀벌을 기르는 양봉산업으로 양봉의 개념을 바꾸고 있는 중이다. 마찬가지로 헛개나무 역시 달여 마시는 개념에 추가하여 헛개나무 장작토막 더미를 집안에 쌓아놓거나 헛개나무로 만든 간단한 원목가구, 생활용품, 헛개나무 실내인테리어 등의 개념을 추가한다면 헛개나무 수요가 엄청나게 증가할 것이다. 헛개나무가 농촌을 살리는 효자 종목으로 자리매김할 수도 있는 것이다. 헛개나무는 버릴 것이 하나도 없다. 줄기, 가지, 뿌리, 잎, 열매, 껍질 등등 하나도 버릴 것이 없다. 가구를 만들 때 나오는 불필요한 헛개나무 부스러기들도 달여 마시면 되기 때문이다.

8. 오른쪽 상복부에 손이, 간이 부실한 징조

자신도 모르게 오른쪽 상복부의 간이 있는 부위어 손이 가는 사람들이 있다. 간이 좋지 않아서 그런 행동을 하는 것이다. 몇 번 쓰다듬어 주기도 한다. 앞서 언급한 것처럼 간은 침묵의 장기라고 한다. 간이 웬만큼 망가져서는 통증을 직접 느낄 수 없다. 간이 직접적으로 통증을 느낄 때면 이미 회복할 수 없을 정도로 손상되었다는 것이다. 간이 침묵의 장기인 것은 맞는 말이지만, 간은 자신이 힘들다는 것을 간접적으로 표현한다는 사실을 알아야 한다. 간이 간접적인 방법으로 사람들에게 힘들다는 것을 표현하는 것을 신체 모든 부위를 통해서 한다.

- 이유 없이 골치가 아프다.
- 그냥 피곤하다.
- 아침에 일어나기 힘들다.
- 피부가 까칠까칠한 느낌이다.
- 술이 예전보다 많이 약해진 기분이다.
- 숙취가 오래가며 그 고통 또한 만만치 않다.
- 관절 부위나 허리, 어깨가 쑤시고 통증이 있다.

- 정력이 약해진다.

- 발기력이 줄어들고 발기 유지 시간이 줄어든다.

- 만사가 귀찮다.

- 우울해지기도 한다.

- 머리카락이 가늘어지고 힘이 없어진 느낌이다.

- 머리카락이 평소보다 많이 빠진다.

- 눈이 침침해진다.

- 노안으로 검은 눈동자가 누런색으로 바뀌는 것을 느끼면서 눈 깜빡거림이 잦다.

- 얼굴에 황달기가 보인다.

- 귀에서 소리가 난다.

- 잇몸에서 피가 자주 난다.

- 목소리가 맑지 않고 허스키한 느낌이 든다.

- 입술이 자주 마른다.

- 침이 바짝바짝 마르기도 한다.

- 걸을 때 빨리 숨이 찬다.

- 변비가 찾아온다.

- 소변을 시원하게 누지 못한다.

- 욕창이나 등창이 나타난다.

- 빈혈이나 어지럼증을 느낀다.

- 술을 조금만 마셔도 실핏줄이 선명하게 보인다.

- 기미가 낀다.

- 배나 등 부위에 좁쌀만 한 붉은 반점이 생긴다.
- 입술이 검푸르게 보인다.
- 사소한 일에도 짜증이 난다.
- 건망증처럼 기억력이 저하된다.
- 손바닥 부위가 다른 사람에 비해 붉은 색을 띠게 된다.
- 상처가 잘 아물지 않는다.
- 방귀냄새가 심하다.
- 어떤 것에 실증을 잘 느낀다.
- 배에 가스가 차서 늘 더부룩한 기분이 든다.
- 뒷목 당김 같은 증상으로 어깨나 목이 뻐근함을 느낀다.
- 양치질할 때 '웩웩' 소리를 낸다.
- 사지가 시린 느낌이 든다.
- 자신감이 사라진다.
- 눈이 충혈되는 일이 잦다.
- 목표의식이 사라지고 감성적인 생각을 자주 한다.
- 감기를 환절기마다 달고 산다.
- 나른한 기분이 들며 당뇨병 증상이 나타나기도 한다.
- 혈압이 상승한다.
- 차분하기보다는 급한 성격임을 자주 나타낸다.
- 왼쪽 가슴에 뻐근한 느낌이 가끔 든다.

간은 위와 같이 간접적인 방법으로 자신이 부담을 느낀다고 하소연한다. 그런데 이것을 눈치 채지 못한 사람들이 간의 하소연은 무시하고 미시적인 치료법만으로 질병을 대하고 있으니 그것이 문제의 본질인 것이다. 신체의 모든 기관은 간의 보급품을 받아야 된다. 그런데 간이 부실하여 보급품이 정상적인 것이 아니라면 모든 기관은 건강을 유지할 수 없게 된다. 그러므로 대견스러운 간에게 일부러라도 종종 손으로 쓰다듬어 주어야 한다. 공짜벌침과 헛개나무 달여 마시기를 즐기기 전과 후에 손가락으로 간 부위를 배 밖에서 누르거나 마사지를 해보면 상당히 다른 느낌이 든다. 조금은 딱딱한 느낌이 들던 것이 부드러운 느낌으로 변했을 것이다. 간 건강은 간수치만으로 관리할 수 없다. 간수치가 아무리 정상으로 나오더라도 지방간이 있을 수 있는 것이다. 술을 마시지 않는다고 안심하는 사람도 간 건강을 책임질 수 없다. 밥을 과하게 섭취하여 비알콜성지방간이 발병할 수도 있기 때문이다. 또한 바이러스에 의한 간염(A, B, C형)과 간디스토마 같은 질병이 발병할 수도 있다. 이런 이유로 공짜벌침과 헛개나무 달여 마시기를 즐겨야 한다. 공짜벌침이 바이러스나 잡균을 죽여준다면 헛개나무 달여 마시기가 간에 낀 지방을 제거해 줄 것이다. 이렇게 양면 작전을 한다면 간 건강은 상당히 잘 관리가 될 것이며 스태미나가 왕성한 열정적인 삶을 유지할 수 있다. 위에서 말한 간이 부실한 간접적인 증상들은 간 기능을 정상화시키면 자연적으로 사라질 것이다.

9. 알려고 하지 마라, 고혈압, 중풍, 뇌출혈, 뇌경색

'아는 것이 힘이다'라는 말이 있다. 이 말을 대하면서 눈에 보이는 모든 것을 알려고 발버둥을 쳤다. 이것, 저것, 그것들을 비롯하여 아무것이나 알려고 했다. 그런데 이런 무엇이든지 알려고 하는 습관 때문에 때로는 잘못된 결과를 마주치는 경우도 있다. 지방간이 있다면 공짜벌침과 헛개나무 달여 마시기를 즐겨야 하는데 무엇이든지 알려고 하는 습성 때문에 벌독 성분이 어쩌고 저쩌고 따지고 헛개나무 성분이 이러쿵저러쿵 하는 사람들이 보인다. 무엇인가를 연구하는 것처럼 미주알고주알 따지면서 정작 공짜벌침과 헛개나무 달여 마시기를 즐기지 못하고 시간만 보내다가 간염, 간경화, 간암 등에 걸려 생고생을 하는 경우가 있다는 것이다. 이들은 문제의 본질이 자신이 현재 지방간을 가지고 있으며 공짜벌침과 헛개나무 달여 마시기를 즐겨야만 문제가 풀린다는 사실을 모르고 벌득 성분이나 헛개나무 성분 분석을 하여 연구 논문을 쓰려는 듯이 행동한다. 참으로 안타까운 일이 아닐 수 없다. 결국 돌이킬 수 없을 정도로 망가진 후에야 늦었다고 후회를 하게 된다. 모두 무엇이든지 알려고 하는 습성이 지나친 경우이다. 공짜벌침과 헛개나무 달여 마시기를 즐기는 것은 '알려고 하지 마라'라는 말과 어울린다. 그냥 안전만 생각하고 책대로 즐기면 된다. 왜 좋은 것인지는 이미 많은 박사들이 연구를 하여 세상에 공개했다. 벌침 음해세력(사람들이 공짜벌침을 자유롭게 스스로 안전하게 즐기면 손해를 본다고 믿는 잡상인 선무당 벌침세력)들이 하는 짓거리가 있다. 그들은 인터넷을 돌아다니면서 출처 불명의 잡정보들을 가지고 낚시글을 올린다. 그러면서 벌독성분이나 혈자리가 어쩌고저쩌고 하며 사람들에게 마치 대단한 식견을 가진 것처럼 위장하여 돈을 노린다. 이런 세력들을 만나면 자신의 건강을 고쳐주는 것이 아니라 자신에게 사기를 쳐서 돈을 노리고 있는 사실을 직시하고 즉시 피해야 한다. 모두 불필요한 잘못된 자료들이다. 벌침은 벌독을 신체에 주입하는 벌독주사 효과가 대부분임에도 불구하고 벌침이 쇠침인 것처럼 근본적으로 잘못 이해하고 있는 자들의 이런 행동을 보면서 한심하다는 생각이 들었다. 헛개나무 달여 마시기를 즐기는 데 꼭 필요한 것은 헛개나무 성분 분석표가 아니라 어떻게 달이는 것인지 그리고 어떻게 안전하게 음용하는 것인지가 중요하다. 초보자가 공짜벌침을 즐길 때, 어떻게 신체에 벌독항체가 만들어지게 훈련을 하는 것인지, 몇 방으로 시작해서 며칠 간격으로 맞는 것인지가 가장 중요한 사항이다. 헛개나무 달여 마시기를 즐기는 것 역시 구체적인 사용방법이 전부이지 헛개나무 성분들의 화학방정식을 어떻게 표현하는 것인지는 일반인들에게 아무런 의미가 없는 시간낭비이다. 물론 반드시 알아야만 하는 것이 있다. 헛개

 헛개나무이야기와 정통벌침봉침4 - 간이 배 밖으로 나오다

나무가 잘 자라는 여건을 알아야 한다. 그래야 헛개나무를 구해 달여 먹을 수 있다. 여건이 된다면 헛개나무 다섯 그루 정도를 집 주위에 심어 5년이 지난 후 매년 한 그루씩 잘라서 달여 마시기를 해도 좋다. 물론 사용한 만큼의 헛개나무를 매년 심어야 한다. 그러면 헛개나무 구하는 수고를 줄일 수 있다. 요즘은 시장에서 비록 족보가 불분명하지만 언제라도 헛개나무를 구할 수 있는 세상이 되었다. 많이 필요하다면 헛개나무 농장에서 직접 구해도 된다. 야생에서 자라는 자연산 헛개나무를 구하려면 헛개나무 습성을 이해하고 헛개나무가 어떻게 생겼는지를 알아야 된다. 그렇지 않으면 어떤 나무가 헛개나무인지를 알지 못하여 구할 수 없다. 공짜벌침을 즐기려면 꿀벌의 특성을 알면 큰 수고를 들이지 않고 즐길 수 있지만 꿀벌의 특성을 잘 모르거나 꿀벌 잡기가 귀찮다고 생각될 때는 그냥 전화 한 통화만 하면 집까지 사시사철 택배로 배달해 주는 참으로 편리한 세상이 되었다. 팔팔 살아있는 꿀벌도 택배로 구입할 수 있다. 꿀벌을 택배로 구입할 때 비용과 꽃에서 꿀벌을 직접 잡는 수고 시간을 비교하면, 오히려 더 저렴한 느낌이 들 때도 있겠다. 고혈압, 중풍, 뇌출혈, 뇌경색 등을 질병이 있다면 공짜벌침과 헛개나무 달여 마시기를 즐기면 이롭다. 이유는 따지지 않아도 된다. 그냥 즐겨야 하는 것이다.

10. 간이 먼저다, 발기부전, 정력감퇴, 탈모, 질건조증, 안구건조증

'닭이 먼저냐, 달걀이 먼저냐?'

라는 질문을 필자가 받는다면, '간이 먼저다!'라고 대답을 할 것이다.

아무리 따지고 따져도 답이 나오질 않을 질문에 지극히 보편적인 진리의 답으로 해주고 싶어서 이렇게 답을 하는 것이다. 때로는 '돈이 먼저다'라고 강력히 주장하는 이들도 있을 것이다. 필자가 답하는 '간이 먼저다'라고 믿는 이들보다 오히려 '돈이 먼저다'라고 확신하는 이들이 훨씬 더 많을 것이다. 하지만 '돈이 먼저다'라는 답을 권하고 싶지는 않다. '돈이 먼저다'라고 믿는 사람들은 자신들의 믿음이 맞는 이론이라며, 그것을 증명이라도 하려고 물불 가리지 않고 설치다가 하루아침에 건강이 망가져서 저세상으로 떠나기도 한다. 권력, 돈, 명예라는 것보다 우선해야 할 것이 간이라고 확신한다. '간이 먼저다'라고 필자가 동문서답을 한 것은 권력, 돈, 명예라는 것들은 간이 부실하게 되면 아무 의미가 없는 것이 되기 때문이다. '닭이 먼저냐? 달걀이 먼저냐?'라는 질문 역시 간이 무너지면 의미 없는 질문이 된다. 간이 배 밖으로 나올 정도로 튼튼해지면 언제든지 권력, 돈, 명예를 얻을 수 있다. 간이 먼저인 세상을 위해서 반드시 해야 할 것이 있다. 공짜 벌침과 헛개나무 달여 마시기를 즐기는 것이다. 이 방법보다 더 좋은 것이 있다면 아마도 화성에 살고 있는 동물 중에서 가장 큰 짐승의 오줌을 구하여 마시는 방법뿐일 것이다. 하지만 이를 어쩌랴! 일반인들이 화성에 가서 그 동물의 오줌을 구하여 마시는 것이 불가능한 일이라고 하니! 누구나 쉽게, 아무나 안전하게, 간을 튼튼히 관리할 수 있는 방법이 존재함에도 불구하고 이런 약이 간에 좋다, 저런 음식이 간에 좋다고 하면서 사람들을 혼란스럽게 유혹하는 현실이다. 간이 먼저인 세상을 만드는 것이 아니라 '돈이 먼저다'라고 믿는 세력들이 자신들의 천국을 만들려고 노력하는 것이다. 궤변론자들이 앞서가는 거북이를 아킬레스가 말을 타고 달려도 따라잡을 수 없다고 주장했었다. 아킬레스가 말을 타고 달려 앞서가는 거북이를 따라가면 그 시간 동안 거북이도 일정 거리만큼 이동하므로 불가능하다는 논리였다. 이런 애매한 논리를 일시에 뒤집는 방법은 실제로 그런 환경을 만들어 직접 해보는 것이다. 아킬레스는 죽었으니 스턴트맨이 말을 타고 달리면 된다. 실제로 해보면 말을 타고 달리는 사람이 앞서가는 거북이를 금방 따라잡는 것을 눈으로 확인할 수 있을 것이다. 말이 필요 없다. 공짜벌침과 헛개나무 달여 마시기를 즐기는 것 역시 사람들이 '과연 그럴까?' 하고 의문을 가질 수 있다. 그렇게 궁금하다면 실제로 해보면 된다. 실제로 해보는데 돈이 많이 들어가는 것도 아니고 오로지 간이 먼저인 세상을 만들 수 있다는 믿음만 있으면 되는 것이다. 돈이 먼저라고 믿는 세력들이 궤변론자들처럼 말장난으로 공짜벌침과 헛개나무 달여 마시기를 즐기는 것을 방해하기도 할 것이다. 그런 세력들을 물리치는 방법은 실제로 해보는 것이다. 그러면 본인이 직접 답을 찾게 될 것이다. 공짜벌침과 헛개나무 달여 마시기를 즐기게 되면 발기부전, 정력 감퇴, 탈모, 질건조증, 안구건조증 등의 질병에 이롭다는 것을 직접 확인할 수 있다.

11. 고개 숙인 남성과 건조한 여성을 위하여

중년을 지나면서 남성들은 고개를 숙이는 경우가 잦고 여성들은 건조한 자신의 신체를 경험하게 된다. 노화로 인한 것이라면 어쩔 수 없겠으나 관리가 가능한 나이임에도 불구하고 고개를 숙이거나 건조하다면 곤란한 일이 아닐 수 없다. 이렇게 생각해 보자. 에어컨을 사용하면서 필터를 청소해 주지 않으면 에어컨 성능이 갈수록 떨어질 것이다. 이유는 필터에 이물질들이 끼어 있으므로 공기의 순환을 가로막기 때문이다. 신체의 필터 중에서 간이 혈액을 걸러주는 필터라고 가정하자. 간에 지방이 쌓이고, 이물질이 끼고, 중금속 등이 축척이 되어 있다면 혈액을 제대로 걸러줄 수 있을까? 남성이 고개를 숙이는 것이나 여성이 건조하게 되는 원인은 간에 쌓인 지방이나 잡물질(매연, 중금속, 스테로이드 성분), 바이러스, 잡균 같은 것들 때문이다. 이런 것들이 생식기가 제대로 혈액순환을 시키지 못하게 방해를 하니 남성들이 고개를 숙이고 여성들이 건조하게 되는 것이다. 따라서 신체의 혈액을 걸러주는 필터인 간 청소를 해준다면 고거 숙이는 남성이나 건조한 여성들의 군제를 해결해 주지 않을까? 필자는 간 기능을 회복시켜 준다면 그개 숙이는 경우가 확 줄어줄 것이라는 믿음을 가지고 있고 건조한 곳에 비가 내리는 효과를 볼 수 있다고 주장한다. 간 청소를 해주는 방법은 먼저 공짜벌침을 즐겨 벌독성분이 간에 있을지도 모르는 바이러스나 잡균, 잡물질을 태워 죽여서 몸 밖으로 배출시키는 것이다. 일반인들은 간에 있는 바이러스나 잡균, 잡물질 등이 얼마나 끼어 있는지 알 수 없으므로 취미생활로 공짜벌침을 그냥 즐기면 된다. 그와 병행하여 헛개나무 달인 물을 마시며 간에 낀 지방을 제거하는 것이다. 필자의 임상경험으로는 헛개나무 달여 마시기를 즐기는 것이, 알콜성지방간이든 비알콜성지방간이든 지방을 제거하는데 최고의 효과가 있었다. 헛개나무 달여 마시기를 즐길 때는 다른 것과 혼합해서 달여 마시지 않아도 된다. 오직 헛개나무 달여 마시기 요령대로 행하여 투명한 유리잔에 따라 마실 때 연한 황금빛 물이어야만 효과가 좋다. 황금빛 색상의 헛개나무 달인 물은 마시기에 거부감도 없고 맛도 좋다. 복용량은 주어진 범위 내에서 욕심 부리지 말고 낮은 쪽 범위부터 복용량을 즐기면서 서서히 높은 쪽 복용량으로 늘리되 가능하면 주어진 기준치 범위를 벗어나지 말아야 한다. 감기약을 사먹을 때 처방전대로 복용해야 안전하다. 감기가 빨리 낫기를 바라는 마음에서 욕심을 부려 처방전보다 초과하여 복용한다면 약이 아니라 독이 될 수도 있는 것과 마찬가지로 헛개나무 달인 물도 주어진 정량 범위 내에서 즐겨야만 된다. 그렇게 하면 고개 숙인 남성이나 건조한 여성이 아닌 빳빳한 남성과 홍수 난 여성이 될 것이다. 필자의 주장대로 행한 50대 중

   헛개나무이야기와 정통벌침봉침4 - 간이 배 밖으로 나오다

반의 부부로부터 좀 야한 이야기를 들었다.

"선생님, 공짜벌침과 헛개나무 달여 마시기를 1달 정도 즐기니 부부관계 할 때 아내가 길이 늘리는 수술했느냐고 따지는 거예요. 흐흐."

"원래 그 정도 길이가 되어야 되는데 간이 부실하다 보니 늘 왜소하게 살아온 것입니다. 간 청소를 하니 자신의 길이를 회복하게 된 것이랍니다."

"저도 가뭄이 심했었는데 요즘은 해갈이 되었습니다. 선생님 고맙습니다."

필자는 중년 부부의 말이 농담이 아닌 진담이라는 사실을 알고 있다. 필자 역시 그런 임상경험을 했기 때문이다. 고개 숙인 남성이나 건조한 여성이라면 간 기능을 회복시키는 것이 무엇보다도 중요하다. 억지로 이상한 알약을 사먹으면서 용을 쓰다가는 심근경색으로 사망할 수도 있다. 정력제 관련 우스갯소리가 있다. 사람들이 정력에 대한 갈망이 얼마나 간절한 것인지를 나타내 주는 것이라서 소개하려고 한다. 예전부터 까마귀 고기를 먹으면 잘 잊어버리는 습성이 생긴다는 말이 있다. 까마귀가 썩은 고기를 좋아하니 그런 말이 전해진 것이다. 바로 그 잊어버리는 기억상실증 때문에 까마귀 고기가 최고의 정력제라는 것이다. 부부관계를 하고 나서 방금 전에 했던 모든 일들은 잊어버리고 또다시 부부관계를 하고 또 잊어버리고 또다시 시도를 하고…… 그칠 줄 모르고 부부관계를 한다는 것이다.

까마귀 고기보다 더 강력한 정력제가 있다는 말도 있다. 까치 고기를 즐기면 기억력이 너무 좋아진다는 말이 있다. 그러다 보니 까치 고기를 즐긴 부부가 부부관계를 하면 방금 전에 부부관계를 하고나서 좋았던 기분을 잊지 못해 또다시 부부관계를 하게 되고 역시 쉬지 않고 부부관계를 한다는 우스갯소리이다. 이런 우스갯소리가 사람들 사이에 회자되고 있는 것은 고개 숙인 남성이나 건조한 여성들이 많이 있다는 반증이라 하겠다. 까마귀, 까치를 잡기가 어려우니 그냥 꿀벌 잡아 공짜벌침을 즐기고 헛개나무 가지 주워 달여 마시기만 하면 된다.

12. 간배나차, 숙취, 주량, 창업 아이디어, 해장국

브랜드 커피를 취급하는 카페들이 우후죽순처럼 생겨나고 있다. 가뭄에 콩 나듯이 보이는 것이 아니라 밭두렁에 잡초 자라듯이 많이 보인다. 수천 원씩 하는 값도 문제지만 커피를 마시면 건강에 좋지 않을 사람들까지도 아무런 대책 없이 마시는 것이다. 식도염이나 만성위염을 지니고 사는 사람들도 커피에 노출되는 분위기가 조장되기도 한다. '간이 배 밖으로 나오다'라는 차를 보급하고 싶다. 줄여서 '간배나차'라고 부를 것이다. 저렴한 가격에 누구에게나 어울리는 간배나차는 유명 브랜드보다는 일반인들 누구나 쉽게 접할 수 있는 보통 브랜드로 세상에 나가고 싶다. 간배나차를 만드는 방법은 간단하다. 《헛개나무이야기와 정통벌침봉침4 – 간이 배 밖으로 나오다》라는 책 속에 공개된 헛개나무 달이는 요령대로 헛개나무를 달이면 완성된다. 재래시장에서 커피를 파는 아줌마들처럼 손수레를 끌고 다니면서 맥주잔으로 1잔에 1,000~2,000원 정도에 간배나차를 팔면 되겠다. 추울 때는 따스하게, 더울 때는 시원하게 마시게 하는 것이다. 고객이 찾아가는 간배나차 가게가 아니라 고객을 찾아가는 개념으로 운영되었으면 한다. 그래야 좀 더 많은 사람들이 간배나차를 쉽게 접할 수 있게 되고 그러면 사람들 건강이 매우 좋아지게 될 것이다.

등산로 입구, 재래시장, 축제장 입구, 유흥주점 상가 골목, 해수욕장 부근, 스키장 근처, 온천 부근, 장례식장 입구, 사람들의 왕래가 많은 사거리 번화가, 사무실이 많은 상가, 야구장 입구, 예식장 근처 같은 곳으로 사람들을 찾아다니면서 간배나차를 팔면 좋겠다. 손수레를 끌고 다니기가 불편하다면 아주 작고 임대료가 저렴한 점포를 얻어 영업을 하면 된다. 간배나차와 어울리는 메뉴를 함께 개발해서 창업을 하면 좋을 것이다.

      간배나콩나물해장국(간배나차와 콩나물로 만든 해장국)
      긴배나북어국(간배나차로 만든 북어국)
      간배나라면(간배나차로 끓인 라면)
      간배나김치찌개(간배나차로 만든 김치찌개)
      ……
      ……

　이렇게 다양한 메뉴를 만들어서 팔면 숙취에 시달리고 지방간을 지닌 사람들이 고객으로 찾을 것이다. 그리고 술 약속이 있는 직장인들이나, 술이 약한 사람들이 너도나도 술을 마시기 전에 간단하게 음식을 먹으려고 할 것이며, 술자리가 파한 후에는 술을 빨리 깨기 위해 또다시 찾을 것이다. 고객들이 찾는 이유는 본인들이 직접 몸으로 느끼기 때문일 것이다. 간배나차의 위력이 얼마나 위대한지 몸으로 느끼게 되면 간배나차의 유혹을 뿌리칠 수 없을 테니까. 아침엔 밤새 마셨던 술 때문에 아서트알데히드라는 물질이 간에서 분해되지 않아 골이 아프고 골을 때리는 고통을 동반하는 숙취를 퇴치하기 위하여 간배나차를 마시러 직장생활을 하는 주당들이 찾을 것이 확실하다. 숙취에 간배나차만큼 확실한 것은 없기 때문이다. 욕심을 내어 '간배나오리백숙'이나 '간배나닭백숙' 등을 점심, 저녁 메뉴로 추가한다면 회식을 하더라도 간을 보호하면서 술을 즐길 수 있는 환경이 되므로 그 누구도 외면하기 어려울 것이다. 창업 아이디어는 여기서 그치는 것이 아니다. 간배나차 메뉴를 우유배달을 하는 것처럼 아침이나 저녁마다 원하는 가구에 정기적으로 배달을 하면 좋을 것이다. 매일 배달하는 것보다는 대용량으로 10리터 정도의 용기에 1주일에 1번 정도 배달해주는 것이다. 아무튼 간배나차 관련 창업을 하는 이들이 많아야 국민건강이 좋아질 것이다. 노령화시대에 국민건강 관리문제를 간배나차가 어느 정도 풀어줄 것으로 믿고 있다. 간배나차는 특허등록을 하지 않을 것이다. 누구나 창업을 원하면 할 수 있다. 다만《헛개나무이야기와 정통벌침봉침 4 - 간이 배 밖으로 나오다》라는 책 속의 방법만 준수할 수 있는 사람이어야 한다. 왜냐하견 뭐든지 정통으로 해야 탈이 없이 효과를 느끼고 다시 찾을 수 있기 때문이다.

13. 철조망 치는 세력, 헛개나무이야기, 정통 벌침봉침

아무리 좋은 약이라도 구하기가 하늘에 별 따기보다 더 어렵다면 그것은 약이 아니다. 약이라는 것은 아픈 사람에게 반드시 필요한 것인데 구하기가 너무 어렵다면 무용지물이다. 아픈 사람들이 약을 구하려고 할 때 돈이 없어서, 화성에 있는 것이라서, 또는 복용하려면 너무 위험한 것이라서, 너무 비싸서 등등 여러 가지 어려움을 동반한다면 약의 범주를 벗어난 것이다. 그런 것들은 오히려 아픈 사람들을 정신적으로 괴롭히는 역할밖에 하지 않는다. 그래서 나온 속말이 있다. '약 올린다'는 말이다. '약 올린다'는 말이 얼마나 큰 고통을 주는 것인지를 '약 올림'을 당한 사람이라면 느꼈을 것이다. 약은 약다워야 한다. 약을 올리는 것은 약이 아니다. 누군가에게 약을 올리다가 얻어맞는 이들도 부지기수이다. 절대로 누군가에게 약을 올리는 행동을 해서는 안 된다. 잘못하면 약 올리다가 목숨을 잃을 수도 있기 때문이다. 철조망을 치는 것은 외부 세력들이 자신의 경계선(boundary)을 침범하지 못하게 하려는 것이 첫 번째 목적이고, 자신들의 내부 세력이 밖으로 도망치지 못하게 하려는 것이 두 번째 목적이다. 철조망을 치려는 세력들이 많이 있다. 필자가 공짜벌침 대중화 운동을 하면서 벌침 음해세력(공짜벌침을 국민들이 자유롭게 스스로 즐기면 손해를 본다고 믿는 세력)들이 어설픈 철조망을 치는 것을 많이 목격했다. '벌침 잘못 맞으면 큰일난다'라는 말장난을 하면서 사람들에게 공포심을 유발시켜 공짜벌침을 즐기는 것을 머뭇거리게 하려는 철조망이었다. 세상에 존재하는 모든 일은 잘못하면 큰일이 난다. 그럼에도 불구하고 벌침에게만 말장난을 하는 것이었다. 그 이유가 무엇일까? 아마도 벌침의 효과가 너무 좋다 보니 벌침 음해세력들이 초조해서 그런 짓거리를 하는 것이다. 뭐든지 잘못하면 큰일이 난다. 밥도 잘못 먹으면 큰일이 나고 운전도 잘못하면 큰일이 난다. 등산, 수영, 운동, 주식투자, 물 마시기, 술 마시기, 노동, 잠자기, 면도, 라식 수술, 위암 수술, 떡먹기 등등 세상에 존재하는 모든 일들은 잘못하면 큰일이 나고 잘하면 문제가 없는 것이다. '잘못하면'이라는 말을 강조하면서 잘하는 것은 뒤로 감추고 말장난을 일삼는 벌침 음해세력들이야말로 사회의 암적 존재인 것이다. 잘하면 큰일이 나지 않는다. 운전미숙이나 졸음운전 등으로 해마다 수천 명이 사망하고 있음에도 불구하고 자동차 음해세력은 존재하지 않는다. 벌침 맞아서 사망한 사람들은 거의 없지만 운전 중 사망하는 사람들은 1년에 수천 명에 이른다. 그럼에도 불구하고 '벌침 잘못 맞으면 큰일 난다'는 말이 '운전 잘못하면 큰일 난다'는 말보다 훨씬 더 사람들에게 퍼져 있는 이유는 바로 철조망을 치는 나쁜 세력들이 존재하기 때문이다. 벌침 음해세력들이 하는 행동이 또 하나 있다. 벌침에 대한 부정적인 단어를 많이 사용하여 철조망을 치는 것이다. 벌침은 부작용이 없고 순작용만 있음에도 불구하고 세상에 존재하지 벌침 부작용이라는 말을 반복적으로 사용하여 사람들이 두려움을 가지게 하려는 얄팍한 짓을 하는 것이다. 주량이 소주 반병이 정량인 사람이 소주 3병을 한꺼번에 마시면 낭패를 당할 수 있다. 필름이 끊기고, 숙취가 심하고, 행동을 개망나니처럼 하게 되고, 골을 때리는 두통이 있고, 인사불성이 되기도 하는 낭패를 당할 것이다. 그런데 이렇게 낭패를 당하는 것을 두고 사람들은 술 부작용이라 하지 않고 과음이라고 표현한다. 벌침도 이와 같이 초보자가《벌침이야기》교본대로 신체벌침 적응 훈련과 남녀성기벌침 적응 훈련을 하지 않고 자신의 정량을 초과하여 맞을 때 낭패를 당할 수 있다. 두드러기가 나기도 하고 오한이 들기도 한다. 절차를 무시하고 과하게 벌침을 맞았다고 표현해야 함에도 불구하고 호들갑을 떨면서 벌침 부작용이라고 하는 것은 논리적으로 맞지 않는 것이다. 다만 과하게 벌침을 맞았을 뿐이다. 그리고 벌침 음해세력들이 거짓말로 사람들을 속이기도 한다. 벌침을 초보자가 맞을 때 명현반응이 나타나는 것이 순리이다. 붓고, 가려운 것이다. 신체에 벌독항체가 만들어지는 과정에서 나타나는 긍정적인 신호를 가지고 부작용이라고 하면서 벌침 순작용을 벌침 부작용이라고 둔갑시켜 거짓말을 하여 사람들에게 공포심을 심는 짓거리를 하는 것이다. 붓는 것은 신체에 존재하는 잡균이나 잡물질을 태워 죽이거나 없애는 과정이다. 그런 것들을 다 제거하게 되면 더 이상 붓지 않는다. 가려운 현상은 망가진 혈관 벽과 신경조직이 되살아나는, 즉 재생되는 증거이다. 부스럼이 나서 생살이 돌아날 때 몹시 가려운 것을 느낄 수 있다. 이와 같

     헛개나무이야기와 정통벌침봉침4 - 간이 배 밖으로 나오다

은 개념으로 벌침을 맞아 혈액순환이 활발하게 되고 피가 맑아지면 망가진 혈관 벽과 신경조직이 되살아날 것이며 다 아물게 되면(아물면) 더 이상 가렵지 않게 된다. 이런 명현반응을 가지고 사람들에게 벌침 부작용이라 흐들갑을 떨면서 자신들의 경계선을 침범하지 못하게 철조망을 치는 세력이 벌침 음해세력이다. 필자가《헛개나무이야기》에서 벌침 음해세력에 대한 내용을 언급하는 것은《헛개나무이야기》 출간으로 인하여 사람들이 누구나 쉽게 헛개나무 달여 마시기를 즐길 수 있게 되면 혹시 헛개나무 음해세력(일반인들이 헛개나무 달여 마시기를 누구나 자유롭게 스스로 즐기게 되면 손해를 본다고 믿는 세력)들이 생겨나지 않을까 하는 노파심 때문이다. 가끔 인터넷 등에 헛개나무 음해세력들이 장난을 치고 있는 것이 보일 때도 있다. 헛개나무 달여 마시기를 제대로 해보지 않은 자들이 이득을 취하려고 정통이 아닌 이상한 변칙 내용을 퍼뜨리기도 하는 것 같다. 아무튼 헛개나무 달여 마시기는 사람들이 누구나 쉽게 접근할 수 있는 것이다. 발품을 팔면 거의 돈을 들이지 않고 즐길 수도 있다. 필자가 운영하는 출판사 이름이 '모드공짜출판사'이다. 이름처럼 모드공짜(mode free)로 사람들에게 이로움을 주는 내용 위주로 출간하려는 출판사를 설립한 것이다. 철조망을 치려는 음해세력들을 세상 사람들에게 알려 더 이상 우매한 민초들 취급을 받는 사람들이 없는 세상을 만들고, 아프지 않그 건강하게 모두가 생을 즐길 수 있도록 하려는 취지를 살리려고 노력할 것이다.

14. 통 크게 살아라, 소심한 직장생활, 스트레스

선생님 한 분이 생각난다. 고등학교 때 학생주임 선생님이며 담임 선생님이셨다. 선생님께서는 늘 '통 크게 살아라!'라고 말씀을 했다. 쩨쩨하게 살지 말라는 것이었다. 미성년자 관람불가 같은 영화를 보다가 걸리면 용서하지 않겠다고 했다. 나이 어린 여중생들과 공원에서 함께 있다가 걸려도 용서하지 않겠다고 했다. 몰래 술을 마시다가 걸려도 용서하지 않겠다고 했다. 그런 행동들은 미성년자들이 규칙을 어기는 것이며 파렴치한 것들이기에 도저히 용서할 수 없다는 논리이다. 규칙을 어기면 처벌을 받는 것이 당연한 것이라고 했다. 그러면서 규칙을 어기더라도 통 크게 어긴 것은 책임지고 용서하겠다고 했다. 명문여고 3학년을 꼬시어 캠핑을 가든지 팔짱을 끼고 거리를 활보하다가 걸린다면 용서를 하겠다는 것이었다. 고1 남학생이 명문여고 3학년을 꼬실 실력이면 충분히 통이 크며 용서받을 자격이 된다는 논리였다. 가끔씩 선생님이 말씀하시던 '통 크게 살아라!'라는 말을 되새길 때가 있다. 선생님이 전해주고자 했던 의미를 나이가 들면서 깨우치게 되었다. '통 크게 살아라!'라는 말의 의미는 결국은 마음을 비우고 사소한 일들에 집착하지 말고 살라는 것인데 아무

나 쉽게 할 수 있는 일이 아니지만 그렇다고 못할 일도 아닌 것
이다. 소심하게 업무처리를 하는 젊은 친구가 있었다. 그 친구는
술을 마실 줄도 모르고 담배도 피우지 않았다. 술을 마실 줄 모르
는 것은 술을 잘 이기지 못하기 때문이라고 했고, 담배를 피우지
않는 이유는 건강을 위한 결심이라고 했다. 그 친구에게 업무량
이 늘어났다. 그랬더니 얼굴에 황달 낌새가 나타나는 것이었다.
업무에 대한 스트레스가 간 건강을 해친 것이다. 그는 간에 좋다
는 음식을 편식하면서 간 건강을 되찾으려고 노력했다. 필자는
그 모습을 보고 간 손상의 근본 원인인 통 크게 살지 못하는 본인
의 성격을 어느 정도 고쳐야지만 간 건강이 회복될 것이라고 말
해주었다. '당신이 죽더라도 지구는 돌아갈 것이다'라는 말도 잊
지 않았다. 자기 아니면 세상이 망할 것 같은 과대망상이나 일중
독 같은 것들이 간에 치명적인 낭패를 가져다주는 것이다. 스트
레스 내성이 약한 사람들에게 구안괘사, 대상포진 같은 질병이
찾아오는 것을 종종 보았다. 비교적 젊은 나이에 업무 과중으로
인한 스트레스를 이기지 못하여 입이 돌아가는 것이었다. 이혼
스트레스로 인하여 구안과사와 함께 성기 주변에 대상포진 물집
이 생기는 경우도 많이 보았다. 스트레스 내성이 약하면 결국 간
에 부담을 주게 되고 면역력이 저하되어 온갖 잡병들이 발병하게
된다. 스트레스 내성을 키우는 방법은 스스로 통 크기 행동을 하
려고 노력해야 한다. 마음 내려놓기 훈련이라고 해도 되겠다. 내
가 아니더라도 지구는 돌아간다는 단순하지만 아무나 쉽게 믿을

수 없는 진리를 깨우치면서 마음을 다스려야 한다. 그리고 스트레스 내성이 약한 사람이라면 반드시 공짜벌침과 헛개나무 달여 마시기를 즐겨야 한다. 그러면 간이 배 밖으로 나올 정도로 통 큰 삶을 살아갈 수 있다.

15. 체모와 술, 간경화, 후회, 화류계

"선생님, 제가요. 화류계 생활 10년 이상을 했습니다. 먹고 살기 위해 그런 생활을 했습니다. 남은 것은 망가진 몸밖에 없습니다."

얼굴빛이 거무튀튀하고 눈이 약간 충혈되어 있는 사내를 공짜 벌침을 가르쳐 주면서 만났다. 한눈으로 봐도 간이 부실하다는 것을 알 수 있었다. 계속해서 사내는 넋두리를 했다.

"지금 많이 후회하고 있습니다. 왜 진작 그 종업원의 경고를 따르지 않았는지 말입니다. 하루는 술값이 비싼 유흥주점에 갔었습니다. 물론 비즈니스 세계에서 종종 있는 일이었습니다. 그런데 폭탄주를 만들어주던 종업원이 제가 마실 폭탄주에 비밀스럽게 자신의 체모 하나를 뽑아서 넣어주었습니다. 마치 태조 왕건이 목이 말라 우물가에서 물을 얻어 마실 때 물을 바가지로 퍼주던 아가씨가 버들잎 하나를 넣어주어 급하게 물을 마시지 말라고 경고했던 것과 같은 행동이었습니다. 그 마음을 받은 왕건은 결국 그녀를 아내로 맞이했다고 하죠. 물도 조심스럽게 마시지 않으면 탈이 날 수 있는데, 하물며 폭탄주를 돌리는 분위기에서 절제하지 않고 폭탄주를 함부로 들이킨다면 보나 마나 낭패를 당하는 것 아니겠습니까? 그것을 경고하려고 종업원이 버들잎을 당장 구할 수 없으니 자신의 체모를 뽑아 술잔에 넣어주었던 것입니다. 그런데 저는 그런 심오한 뜻을 깨우치지 못하고 종업원이 술자리 분위기를 띄우려고 그러는 줄로만 알았습니다. 어리석었던 것이죠. 그 종업원의 경고를 무시하고 술을 이겨보려고 설치다가 이렇게 배에 물이 찬 것입니다.”

“그러니까 술로 간을 망쳤다는 말씀이죠?”

“그렇습니다. 젊었을 적에 객기를 부렸던 것입니다. 화류계 생활이 건강을 망친다는 진리를 잊어버리고 설치다가 알콜성지방간이 찾아왔고, 결국 간경화로 진행되어 복수까지 차게 되었습니다. 정기적으로 복수를 빼내기 위해 병원에 다니고 있습니다.”

“누구나 그렇게 행동할 수 있습니다. 과거의 비즈니스 세계는 화류계 생활을 동반했었으니까요. 하지만 아직 늦지 않았습니다. 공짜벌침과 헛개나무 달여 마시기를 즐겨보시기 바랍니다. 간 기능을 회복시키겠다는 확실한 믿음을 가지고 말입니다. 그러면 본인이 직접 느끼실 것입니다. 사람은 술을 이길 수 없지만 그런 술을 이길 수 있는 것이 공짜벌침과 헛개나무 달여 마시기를 즐기는 것뿐이라고요.”

간경화를 앓고 있는 40대 후반의 사내를 만나서 객기를 부리며 술을 이기려고 설치다가 간이 손상되어 지나간 날들을 후회하는 것을 들었다. 왜 사람들은 건강이 망가져야만 건강이 세상에서 제일 중요하다는 것을 알게 되는 것일까?

16. 취하며 피우며, 담배, 간에 해롭다

　술자리에서 담배는 필수품이었다. 요즘은 금연구역이 많이 늘어 그렇지 않지만 예전엔 술을 마시면서 담배를 피우지 않는다는 것을 상상할 수 없었다. 담배를 끊은 지가 10여 년이 지났다. 속말에 '담배 끊는 남자에게는 딸을 주지 마라!'라고 했다. 담배에 중독된 사람이 그것을 끊는다는 것은 그만큼 독한 마음이 있어야 한다는 의미이다. 독한 남자에게 딸을 주면 딸이 무서움을 지니고 살 수도 있기 때문이다. 그런데 현대사회에서는 이 말을 '담배 끊지 못하는 남자에게는 딸을 주지 마라!'라고 바꿔서 사용해야 할 것 같다. 담배도 하나 못 끊는 남자라면 무한경쟁 시대에서 살아남기 어려울 것이고 그러면 딸을 부양하지 못할 수도 있기 때문이다. 아무튼 담배는 백해무익한 것이다. 그러므로 담배를 피우지 말아야 한다. 애연가라도 가능하면 자신의 건강을 위하여 담배를 끊는 것이 이롭다. 필자는 담배 농사를 짓는 시골에서 어린 시절을 보냈다. 늘 눈으로 보고, 손으로 만지고, 코로 냄새를 맡으면서 담배와 친해졌다. 그러다 보니 아주 어릴 적부터 담배를 피우게 되었다. 여기를 둘러봐도 저기를 둘러봐도 종이에 담배를 싸서 피우는 어른들뿐이었다. 담뱃잎을 작은 작두나 가위로 썰어 신문지에 싸서 침으로 말아 피우던 시골 어른들의 모습을 보면서 쉽게 담배를 배웠던 것이다. 호기심에서 아니면 사람들은 누구나 다 그렇게 사는 것인 줄로만 알았다. 중학생 때에 이미 담배중독자가 되었던 것이다. 그렇게 시작한 담배를 고등학교, 대학교, 군대생활, 사회생활을 하면서 계속 피웠다. 특히 대학교, 군대생활, 사회생활을 하면서 담배를 많이 피웠다. 술자리에서는 담배를 평소보다 두 배는 더 피웠다. 술을 마실 때 담배 맛이 '끝내준다'는 느낌이 드니 어쩔 수 없었다. 담배는 간에 상당한 부담을 준다. 폐를 통해 흡수된 니코틴이 혈액을 타고 간에서 제독되기 때문에 간 기능에 부담을 주는 것이다. 줄담배라는 속말이 있다. 담배를 피울 때 성냥을 아낀다는 명목으로 성냥이나 라이터로 불을 붙이지 않고 피우던 담배로 붙이어 담배를 연달아 피우는 것이다. 주로 술자리나 노름판에서 피우던 방식이었다. 요즘은 이렇게 무식하게 담배를 피우는 이들이 보이지 않는다. 한 개비 남은 담배는 장인이 달라고 해도 주지 않는다는 말을 하면서 담배를 피우기도 했다. 담배 피우는 것이 지루하면 담배 연기를 빨아들인 후에 담배 연기를 내뿜으면서 도넛 모양을 만드는 묘기도 자랑했다. 담배 연기를 한 번 빨아들인 후 누가 더 도넛 모양을 많이 만들 수 있는지 내기도 했다. 반지 크기부터 팔찌 크기까지 다양하게 만들었다. 외국 명화에 나오는 명장면을 흉내 내기도 했다. 분위기 있는 카페에서 남자주인공이 건달들과 싸우기 직전 담배를 길게 한 번 빨아들인 후에 담배 연기를 내뿜지 않은 상태에서 위스키 한 잔을 들이켜고 미리 빨아들였던 담배 연기를 내뿜는 것으로 안주를 하는 장면이었다. 담배를 피우는 사람은 아침어 일어나기가 쉽지 않다. 간에 부담을 주었기 때문이다. 걷기, 달리기, 등산, 축구 등의 운동을 할 때 지구력이 현저하게 떨어진다. 애연가들이 담배를 끊고 한두 달 정도 지나면 아침에 일어나기가 상당히 쉬어졌다는 느낌이 든다. 간에 부담을 주는 니코틴을 흡수하지 않았기 때문이다. 어디 담배 연기뿐이랴. 현대인들은 자동차 매연, 공장 매연, 가스레인지 사용, 축산활동을 할 때 나는 냄새(돼지, 소, 닭을 기를 때 나는 방귀냄새, 똥냄새, 트림 냄새), 세탁소에서 사용하는 약품 냄새, 주방용품용 세제 냄새 등등 이루 말할 수 없는 것들에게 노출된 생활을 하고 있다. 이런 것들이 간에 부담을 주지만 피할 수 없는 현실이기에 공짜벌침과 헛개나무 달여 마시기를 즐겨야 하는 것이다. 간이 불쌍하니까.

17. 간에 기별이 가다, 정통안전벌침과 헛개나무
제대로 달여 마시기

세상일 모든 것은 정통으로 해야 효과를 볼 수 있다. 시늉만 내든지 흉내만 내는 것은 그 결과 역시 보나 마나일 것이다. 필자가 정통안전남녀공짜벌침 배우기 교본인 《벌침이야기》를 출간하고 전 국민 공짜벌침 대중화 운동을 하면서 느낀 것이 있다면 사이비 세력들이 인터넷 같은 곳에서 장난을 치고 있다는 사실이다. 장난을 치는 것을 뭐라고 할 순 없지만 말도 안 되는 소리로 사람들을 꼬드겨서 돈을 노린다는 것이 문제였다. 헛개나무 달여 마시기 역시 마찬가지일 것 같다. 헛개나무 달여 마시기를 제대로 해야 간에 기별이 가서 효과를 보게 되는데, 늘 그 나물에 그 밥 수준으로 헛개나무 달여 마시기를 하게 하여 정작 헛개나무 효능을 경험하지 못하게 하려는 것이다. 일부 이해관계에 있는 세력들이 헛개나무 달여 마시기가 간에 너무 좋다 보니 헛개나무의 특정 부위만 효과가 있느니 하면서 경제적 이득을 취하려는 것을 감지할 수도 있었다. 필자가 헛개나무 달여 마시기를 임상한 결과 헛개나무의 모든 부위가 간에 효과를 가져다주는 것을 알 수 있었다. 그중에 헛개나무 줄기와 가지를 달인 것이 마시기도 좋고 효과도 뛰어났었다. 열매는 너무 성분이 강하여 욕심을 부리

    헛개나무이야기와 정통벌침봉침4 - 간이 배 밖으로 나오다

면 머리가 띵한 느낌이 들기도 했다. 필자는 열매보다는 줄기와 가지를 섞어서 달여 마시기를 즐기고 있다. 누구나 쉽게 접할 수 있는 방법이며 수십 년 된 줄기와 가지를 잘 숙성시켜 달여 마시면서 정말로 놀라운 효과를 보았기 때문이다. 어떤 질병을 치료할 때 공짜벌침을 1회에 50여 방씩 몇 주간 즐겨야 간에 기별이 가서 효과를 볼 수 있는데 1회에 10여 방 정도만 즐기니 벌침 효과를 느낄 수 없는 것이다. 헛개나무 달여 마시기를 즐기는 것 역시 적당한 양의 헛개나무를 적당한 물과 함께 달여 마셔야 간에 기별이 가서 간 청소를 확실히 할 수 있는데 간에 기별이 갈 수 없을 정도의 양의 헛개나무를 달여 마시니 그 결과는 하나 마나가 아니겠는가? 물론 간에 기별이 갈 정도의 헛개나무 양을 찾아야 한다. 필자가 임상한 결과 간에 기별이 갈 정도의 헛개나무 양을 복용하는 방법은 적당량의 헛개나무를 달여 마시기를 즐겨서 2주 이내에 자신의 머리카락이 굵어진 것을 손가락으로 만져서 확인할 수 있으면 된다. 필자가 이를 기준으로 헛개나무 달여 마시기 적당량을 정했고 이보다 과해도, 이보다 약해도, 헛개나무 효과를 보기 어렵다고 결론을 내렸다. 공짜벌침이든 헛개나무 달여 마시기를 즐기는 것이든 간에 기별이 가야 인체가 반응을 하는데, 흉내만 내니 시간과 수고만 들고 효과는 보지 못하는 것이다. 공짜벌침이 어쩌고저쩌고 헛개나무가 어쩌고저쩌고 말을 하는 이들을 보면서 《벌침이야기》와 《헛개나무이야기》를 출간하게 되었다. 위의 책대로 제대로 정통으로 행하지 않는다면 효과를 보기 어려울 것이다.

'어떻게 공짜벌침을 즐기셨는데요?'

'어떻게 달이셨는데요?'

'어떻게 몇 번을 즐기셨는데요?'

이런 질문을 했는데 책 내용대로 행하지 않은 사람에게 필자는 단호하고 냉정하게 대답을 해주었다.

'세상 모든 일은 제대로 정통으로 해야 효과를 보게 됩니다. 흉내만 내면서 효과를 보려고 한다면 어리석은 일입니다. 왜냐하면 간에 기별이 가지 않아서 간이 반응을 하지 않으니 말입니다. 변칙이 통하지 않는 것이 우리 몸이랍니다. 특히 간은 그렇습니다. 변칙은 정통을 이기지 못하니까요. 제대로 하십시오.'

그런데 사람들 중에서 '공짜벌침을 즐겼는데요, 헛개나무 달여 마시기를 즐겼는데요.'라고 하면서 필자에게 성기벌침이 어쩌고 불감증이 어쩌고 하는 이들을 보았다. 그들이 표현하는 말은 맞다. 공짜벌침을 1회에 5방을 즐겨도 벌침 맞았다고 표현할 것이고, 헛개나무 달여 마시기를 즐기는 것을 요구르트 병으로 한 잔 마셔도 헛개나무 달여 마시기를 즐긴 것으로 표현해야 하니까. 앞으로는 어른스럽게 필자에게 이렇게 표현했으면 좋겠다.

'공짜벌침을 간에 기별이 가지 않게 1회에 5방 즐겼는데요?'

'헛개나무 달여 마시기를 잔가지 작은 것 하나 넣고 달여서 요구르트 병으로 하루에 한 병 정도 즐겼는데요?'

이렇게 표현해야 필자가 대답을 쉽게 해줄 수 있다.

'흉내만 내면 효과 역시 흉내만 냅니다. 제대로 하시기 바랍니다.'

무성하게 자란 옥수수 줄기에서 적당히 수염이 마른 옥수수를 꺾어 껍질을 벗긴다. 여러 겹으로 된 옥수수 껍질을 벗기고 옥수수수염도 대충 제거해서 가마솥에 넣는다. 물론 산비탈에 있는 고구마 밭에서 고구마를 캐어 우물가에서 고구마에 묻은 붉은 흙을 박박 문질러 제거하고 옥수수가 있는 가마솥에 아무렇게나 넣고 물을 붓고 불을 땐다. 그러니까 옥수수와 고구마를 한 솥에 넣고 찐다는 것이다. 구수한 고구마 향과 옥수수 향이 어우러져 불을 때면서 벌써 그 향기에 취하기도 했다. 고구마나 옥수수가 솥의 바닥과 닿은 부분은 조청과 같은 붉은 액이 묻어 있어 한층 맛이 있었다. 고구마 따로, 옥수수 따로 쪄서 먹는 것보다 한꺼번에 쪄서 먹으면 그 맛이 시너지 효과로 인하여 기가 막히게 좋았다. 그런데 감자하고는 함께 쪄서 먹지 않았다. 대신 감자는 껍질을 벗겨 가마솥에 넣고 찔 때 밀가루로 빵 반죽을 만들어 함께 찌면 그 맛이 그만이었다. 물론 감자를 주걱으로 뭉개 당원이나 사카린을 넣어 비벼 먹기도 했다. 요즘 옥수수, 고구마, 감자를 쪄먹어 보지만 옛날의 맛이 아니다. 퇴비로 농사지은 유기농 농사가 아니라서 맛이 없는지, 필자의 입맛이 변해서 그런 것인지, 어린 시절의 그 맛을 찾을 수 없다. 아니면 주물로 된 검은 가마솥에서 찌질 않아서 그런 것인지 모르겠다. 아무튼 고구마와 옥수수를 한 솥에 넣고 찌면 맛이 무척 좋다. 그리고 감자는 밀가루로 빵 반죽을 만들어 함께 찌면 맛이 좋다. 이렇게 함께 해서 시너지 맛 효과를 내는 경우도 있지만 헛개나무 달여 마시기를 할 때는 헛개나무만 넣고 달이는 것이 가장 좋다.

18. 헛개나무 마니아, 누드화 감상

헛개나무 달여 마시기를 즐기는 사람을 헛개나무 마니아라고
한다. 공짜벌침을 자유롭게 스스로 즐기는 사람을 벌침 마니아
라 하듯이 헛개나무 마니아 역시 자유롭게 스스로 헛개나무 달
여 마시기를 즐기는 것이다. 헛개나무 마니아에게는 헛개나무 달
여 마시기를 즐기는 것이 특별한 일이 아니라 생활의 일부인 것
이다. 마치 화장실을 가는 것과 같은 개념이다. 헛개나무 마니
아가 되어 야생에서 헛개나무를 발견했을 때 세상에서 가장 위
대한 나무를 발견한 것처럼 대견스러워 하면서 몇 번이고 손으
로 쓰다듬어 주고 싶은 느낌이 들 것이다. 자신의 건강을 지켜주
는 헛개나무가 세상에서 가장 위대한 나무가 아니겠는가? 헛개
나무는 이른 봄 잎이 얼굴을 조금 내밀 때 감상하기 좋다. 다른
활엽수보다 약간은 이르게 잎을 내민다. 진달래꽃이 필 무렵이
면 헛개나무가 잎을 엄지손가락 첫 마디 정도의 크기로 얼굴을
내민다. 아직 다른 나무들은 잎을 내밀지 않을 때 헛개나무 가지
에 잎이 돋아나는 모습은 생명의 위대함을 느낄 수 있어 멋진 일
이 아닐 수 없다.

"헛개나무 감상하는 것이 아름다운 여성 누드화를 감상하는 것

보다 더 좋네 그려."

"저도 헛개나무 감상하는 것이 흥분되고 좋아요. 하지만 여성 누드화를 감상하는 것보다 좋은 것이 아니라 근육질 남성 누드화를 감상하는 것보다 좋은 느낌이네요."

아내와 등산을 하면서 헛개나무를 발견했을 때 주고받았던 말이다.

둘 다 헛개나무 마니아 생활을 하므로 헛개나무를 등산로 부근에서 발견하게 되면 줄기와 가지를 쓰다듬어 주면서 헛개나무 위대함에 고마움을 표하기도 한다. 필자는 헛개나무 감상하는 것이 좋다. 예쁜 S라인 허리를 가진 아가씨들의 각선미처럼 줄기가 아름답게 보이고 아름다운 손을 가진 가녀린 처녀의 긴 손가락 같은 가지도 감상을 하면 할수록 시간 가는 줄 모르기 때문이다. 헛개나무는 조심스럽게 쓰다듬어 주어야 한다. 헛개나무는 자신을 모든 사람에게 쉽게 허락하기 때문이다. 다시 말해 헛개나무는 쉽게 잘 부러지는 성질을 갖고 있다. 연약하다는 표현이 잘 어울릴 것이다. 그렇지만 헛개나무는 생명력이 강하다. 이 산, 저 산, 그 산, 아무 곳에서나 수분만 충분하면 잘 자란다. 물론 기름진 부엽토가 있다면 좋을 것이다. 가지나 줄기를 꺾을 때 다른 나무들에 비해 힘을 세게 주지 않아도 잘 부러진다. 이른 봄 헛개나무 잎을 따면 딴 부위에 헛개나무 진액이 콩알만 하게 맺힌다. 헛개나무 잎을 따지 말라고 닭똥만 한 크기의 눈물을 흘리는 것이다. 헛개나무는 잘 부러지므로 바람이 세게 불면 제법 큰 가지가 바

   헛개나무이야기와 정통벌침봉침4 - 간이 배 밖으로 나오다

람에 부러져 땅바닥에 나뒹구는 경우가 많다. 그런 것을 주워 헛
개나무 달여 마시기를 즐기면 좋겠다.

19. 정신병원, 아내보다 남편보다 더 중요한 것은?

수캐가 앉으면 중앙청에 개고추가 보인다는 속말이 있다. 이렇게 당연한 정답이 있지만 사람들에게 '수캐가 앉으면?'이라는 질문을 하면 연령대별로 각각 다른 답을 한다는 것이다.

초등학생 : "앉은키가 더 커지는 것 같아요."

중학생 : "엉덩이에 흙이 묻을 것 같아요."

고등학생 : "입을 벌리며 혓바닥을 내밀고 헉헉헉 숨을
몰아쉬기도 하네요."

대학생 : "개고추가 보일 것입니다."

일반인(40대 이상) : "뻔하지, 뭐!"

불혹의 나이가 되어야 사물에 대한 이해를 비교적 냉정하고 예리하게 할 수 있으며 답변을 할 때도 직설적이지 않지만 가장 함축된 단어로 간단명료하게 표현할 수 있다. 수캐가 앉으면 중앙

청에 개고추가 보인다는 속말처럼 지껄인다면 내용은 맞지만 점
잖은 체면에 스타일을 구길 수가 있다. '중앙청에 개고추가 보인
다'라는 답을 직접적으로 한다면 20대로 대접을 받게 될 것이다.
얼마나 멋진 대답인가? '뻔하지, 뭐!'라는 표현이야말로 우리말
의 구수함이 드러난 멋진 표현이 아니겠는가? 요즘 언론매체에
보도되는 내용을 볼 때 종종 '수캐가 앉으면?'이라는 질문을 받
는 느낌이 들 때가 있다. 달리 말해서 속보이는 내용을 자주 보
도하는 것 같다. 하물며 벌침 음해세력들이 돈을 노리고 인터넷
에서 공짜벌침을 가지고 장난을 칠 때 낚시글을 게시하는데, 선
무당 벌침 실력이라는 것을 정통안전벌침을 알면 금방 알 수 있
다. 그들에게 '수캐가 앉으면?'이라는 질문을 적용해보면 '뻔하
지, 뭐!'라는 답이 어울리는 것이다. 즉 눈먼 고기들처럼 순진한
사람들을 낚시글로 유인하여 돈을 노리는 것이다. 벌침 음해세
력이나 혹시 나타날 수도 있는 헛개나무 음해세력들을 발견하면
이렇게 따끔하게 질문하면 된다. '수캐가 앉으면?'이라고 질문하
면 음해세력들은 사라질 것이다. 성인이라면(결혼한 사람) 자신
들의 배우자가 가장 소중하고 존귀한 존재라고 믿을 것이다. 하
지만 아내보다 남편보다 더 소중한 것이 있으니 바로 공짜벌침
과 헛개나무 달여 마시기를 즐기는 것이다. 이유는 건강을 잃어
죽으면 아내도 남편도 의미 없는 존재이기 때문이다. 유능한 남
자와 여자에 대한 말장난이 있다. '유능한 남자란 어여쁜 여인과
결혼해서 사는 남자'라그 한다. 맞는 말인 것 같지만 그런 남자보

다 더 유능한 남자가 있다고 하니 틀린 말이 될 수도 있다. '정말로 유능한 남자란 어여쁜 여자와 결혼해서 아내가 남편을 벌어먹이게 하는 남자'라는 것이다. 과거에는 여성 경제활동이 드물었지만 요즘은 여성 경제활동이 보편화되고 있다. 그러다 보니 유능한 남자에 대한 기준도 변한 것 같다. 그렇다면 유능한 여자란 어떤 경우일까? 곰곰이 생각해보니 유능한 남자와 결혼해서 자식농사 지으면서 열심히 사는 여자일 것 같다. 무능한 남자보다는 유능한 남편이 더 좋으니까. 요즘 시대에 왠지 어울리는 말장난 같다. 필자는 유능한 남자란 '공짜벌침과 헛개나무 달여 마시기를 즐길 수 있는 남자'라고 믿고 있으며, 유능한 여자란 '그런 남자에게 시집와서 남편으로부터 그것들을 서비스 받는 여자'라고 확신한다. 정신병원에서 퇴원하기란 매우 어렵다. 눈에 보이지 않는 병세이기 때문이란다. 그렇다고 아주 길이 없는 것은 아닐 것이다. 왜냐하면 모든 환자들이 퇴원을 하지 못한다면 정신병원엔 환자들로 넘쳐 업무가 마비될 것인데 그렇지 않기 때문이다. 필자가 알고 있는, 정신병원에 입원했을 때 퇴원하는 기준에 대해 소개하고자 한다. 일반적으로 정신병에 걸린 정신이상자에게 다음과 같은 행동을 시켜보면 정신병의 진행 상태를 알 수 있어 퇴원가능 여부를 판단할 수 있다고 본다. 방바닥에 수도꼭지에 호스를 연결하여 물을 약하게 틀어 놓는다. 그런 다음 어떤 환자에게 물이 넘치는 방바닥을 걸레로 닦으라고 시킨다. 정신병이 치료된 양호한 환자라면 당연히 수도꼭지를 먼저 잠근 후 방바닥의 흘러넘친 물을 닦을 것이다. 그렇지 않은 환자라면 계속해서 방바닥의 흘러넘치는 물만 닦는다고 한다. 당연히 수도꼭지를 먼저 잠그고 방바닥의 흘러넘친 물을 닦을 줄 아는 환자는 퇴원이 가능하다. 방바닥의 물만 계속 닦는 환자는 정신병원에서 퇴원수속이 불가능하다. 왜냐하면 그 환자는 흘러넘치는 물을 계속 닦아야 하기 때문이란다. 필자도 일상사에서 수도꼭지를 잠그지 않은 채 흘러넘치는 물만 계속해서 닦으며 살아가고 있는 것이 아닐까? 수도꼭지만 잠그면 여유롭게 주위를 돌아보며 세상을 살 수 있을 것 같다. 그래도 안심이 된다. 건강관리를 위해 수도꼭지를 잠그듯이 지방간이 만병의 근원이라는 사실을 깨우치고 공짜벌침과 헛개나무 달여 마시기를 즐기는 것을 실행하며 살고 있으니까.

20. 헛개나무, 지구자나무, 지구목, 벌침, 봉침

　필자가 수년 전에 출간한 정통안전남녀공짜벌침 배우기 교본 책의 제목은 《벌침이야기-누구나 쉽게 즐길 수 있는》과 《벌침봉침임상소설-질병과의 전쟁》이라는 것이다. 《헛개나무이야기》를 출간하면서 왜 벌침에 대한 책 소개를 하는지 의아해하는 이들도 있을 것이다. 대중의 힘은 무섭다. 만약 까마귀를 하얗다고 대중이 말을 하면 까마귀는 하얀 새라고 여길 것이다. 그것이 대중의 힘이다. 필자는 대중의 힘을 믿는다. 봉침과 벌침이 있다. 봉침(蜂針)은 벌 봉(蜂)자를 써서 문법적으로 맞는 단어이다. 침이 한자어이니 벌의 한자어인 봉을 써서 봉침이라는 것이 논리적으로 맞겠다. 하지만 대중들은 봉침보다는 벌침이 귀에 익어 논리적 여부를 떠나 벌침이라고 통용하고 있다. 어학을 배우다 보면 관용적 표현이라는 것이 있는데, 벌침 역시 많은 사람들이 사용하고 있고 의사소통이 봉침보다는 더 잘 이루어지고 있으니 사회과학적으로 정답인 것이다. 물론 중국인들은 봉침이라고 한다. 법률용어나 과학용어를 보면 대중이 이해하기가 난해한 경우가 많다. 생각하기에 따라서는 대중의 접근을 막아 보겠다는 의도일 수도 있다. 물론 아주 민감한 법률용어다보니 한자어를 포함하

　헛개나무이야기와 정통벌침봉침4 - 간이 배 밖으로 나오다

여 수동태 형태의 용어를 많이 쓸 때도 있다. 과학적 용어인 경우 서양의 과학문명이 주를 이루고 있으니 용어 또한 그들의 것을 많이 사용할 수밖에 없는 것이 현실이다. 하지만 사회를 구성하고 있는 구성원들 대부분이 대중이다. 많은 사람들이 쓰고 이해하기 쉬운 정답게 느끼는 말이 있다면 그것이 정답이다. 일부 사람들은 종종 잘 이해할 수 없는 말을 사용하여 대중을 현혹하려 한다. 하지만 지금은 21세기, 대중도 20세기의 대중이 아니다. 벌침은 대중이 많이 사용하는 말이다. 헛개나무는 순우리말이다. 지구자나무, 지구목과 같은 말은 한자어이다. 따라서 우리나라 말인 '헛개나무'라고 사용하는 것이 훨씬 더 사람들에게 정겹게 여겨질 것이다. 가능하면 학문적인 용도 이외에는 그냥 헛개나무라는 우리말을 사용해 일반인들이 헛개나무를 친근하게 느끼게 하여 질병의 고통을 덜어주었으면 하는 바람이다. 지구엽(枳□葉), 지구자(枳□子)과 같은 말은 헛개나무잎, 헛개나무열매 등으로 사용하는 것이 사람들에게 헛개나무의 위대함을 알리는 데 도움이 될 것이며, 그것이 우리말을 사랑하는 것 아니겠는가? 어려운 한자어를 사용하면 일반인들이 괜한 거부감을 가질 수도 있고 왠지 '특별히 범접할 수 없는 것이 아닌가' 하는 선입견을 지니게 할 수 있으므로 많은 사람들의 건강관리에 도움을 주기 어렵다. 우리말인 헛개나무가 술병과 간질환을 예방하거나 치료에 도움을 줘서 많은 사람들이 건강하게 살아간다면 이보다 더 아름다운 일이 어디 있겠는가? 아주 유익한 약재인 헛개나무를 적극적으로 일반인들에게 보급하여 건강한 사회를 만드는 것이 인류 모두에게 이로울 것이다.

이제 어려운 말을 사용하는 시대는 지나갔다. 가능하면 아름답고 누구나 이해하기 쉬운 말을 사용해야 한다. 여러 분야에서 어려운 말이 많이 사용되고 있었으나, 얼마 전부터 쉬운 말 사용하기 운동을 벌이는 것을 뉴스를 통해 본 적이 있다. 외래어보다는 순수 우리말을, 수동태보다는 능동태의 말을 사용하는 것이 국민들에게 호감을 갖게 할 것이다. 불가피한 경우가 아니라면 대중은 헛개나무라는 우리말을 사용하고, 벌침과 봉침 중에서도 벌침이라는 말을 사용하는 것을 좋아할 것이다.

21. 과유불급, 임상실험

넘치면 모자람만 못하다는 의미가 과유불급이다. 이는 세상 모든 것들에게 적용되는 보편적인 철학이다. 아무리 좋은 음식이라도 배가 터지도록 먹으면 말 그대로 배가 터져 죽을 것이다. 뭐든지 적당히 자신에게 알맞은 양을 섭취해야 건강에 이롭다. 언젠가 조카가 명절에 인사차 들리면서 헛개나무차를 선물로 가지고 왔었다. 심심할 때 먹어보니 그 나물에 그 밥 수준의 느낌을 받았다. 다시 말해 아무런 느낌의 변화를 찾을 수 없었다. 헛개나무와 여러 가지를 섞어 단든 마시는 상품이었으나 과유불급이라는 진리에 너무나 충실한 것인지 한마디로 간에 기별이 하나도 가지 않았다. 헛개나무 성분이 간에 기별이라도 가게 넣고 상품을 만들었어야 하는데 필자가 마셔본 바로는 무해무득한 것에 지나지 않았다. 헛개나무 달여 마시기를 처음 시도한 사람이 헛개나무 양을 과하게 마시면 얼굴이 약간 달아오르는 기분이 들면서 화끈거리거나 붓는 듯한 느낌을 받기도 한다. 이런 반응을 명현반응이라고 한다. 헛개나두 달여 마시기를 할 때 누구에게나 찾아오는 현상이다. 물론 헛개나무 달여 마시기를 제대로 했을 때 나타난다. 간에 기별이 가지 않은 양을 달여 마신다면 아무런 반응이 없을 것이다. 이런 명현반응을 알고 있는 필자가 조카가 사온 헛개나무차 티백을 음용해보니 너무 미량의 헛개나무 성분 때문인지(일반인들이 헛개나무차를 음용했을 때 명현반응이 심하게 나타나면 곤란할 것이기 때문) 담담한 맛뿐이고 헛개나무 특유의 그윽한 맛을 느낄 수 없었다. 그래도 그렇지 헛개나무차를 만들어 판매하려면 간에 기별이 갈 정도의 양을 넣고 만들어야 되지 않을까? 필자는 헛개나무 달여 마시기에 반해 여러 경우의 헛개나무 달여 마시는 실험을 해보았다. 헛개나무 양을 조절하는 것이다. 한 줌의 양의 넣고 달여 마시기도 하고 두 줌을 넣고 달여 마시기도 했다. 또한 헛개나무 부위별로 달여 마시기도 해보았다. 손가락보다 가는 잔가지만, 또는 엄지손가락보다 굵은 가지만, 그리고 줄기만 쪼개 달여 마시기도 했고 가지와 줄기를 함께 달여 마시기도 했다. 양은 많지 않지만 뿌리만 달여 마시기도 해보았다. 이런 여러 가지 헛개나무 달여 마시기를 해보고 내린 결론은 헛개나무 달여 마시기를 할 때 줄기, 가지, 뿌리가 골고루 준비되어 있으면 골고루 섞어 달여 마시기를 하면 된다는 것이다. 골고루 준비가 되지 않았다면 준비된 부위만 넣고 달여 마셔도 무방하다. 다만 열매는 성분이 강하므로 줄기, 가지, 뿌리 부위를 넣고 달이는 것의 절반 정도 넣고 달이면 된다. 여기서 헛개나무 달여 마시기를 할 때 한 줌이란 1달 이상 숙성된 헛개나무를 한 뼘 정도의 길이로 잘라서 줄기를 엄지손가락 굵기로 쪼개 자신의 한 손으로 꽉 차게 쥐었을 때의 양을 말한다. 임상실험에 도전했던 기억이 있다. 어린 시절 옥수수 줄기를 낫으로 잘라 입으로 단물을 빨아 먹던 기억이 있다. 군것질거리가 마땅치 않던 시절이니 대부분의 어린이들은 옥수수 줄기에서 단물을 섭취하였다. 남인도에서 필자는 어린 시절 옥수수 줄기에서 단물을 섭취하는 것 같은 모습을 보았다. 물론 옥수수 줄기가 아니라 사탕수수 줄기였다. 그리고 사탕수수 줄기를 입으로 씹어 단물을 빨아먹는 것이 아니라 기계장치를 이용하여 즙을 내어 컵으로 마시는 것이 좀 달랐다. 손으로 롤러를 돌려 사탕수수 줄기에서 즙을 짜내어 파는 아줌마에게서 한 잔 사서 마셨다. 아무나 쉽게 이렇게 할 수 없다. 왜냐하면 기계장치에는 단물로 인하여 파리 떼가 바글거렸기 때문이다. 파리가 앉아 있는 곳이 그렇지 않은 부분보다 많았다. 새까맣게 앉아있는 파리떼를 보고 감히 사탕수수 즙을 사서 마실 수 있는 용기 있는 자가 몇이나 될까! 동료들에게 '어차피 겪어야 할 경험이라면 빨리 우리 몸이 면역되게 하자'고 말하면서 필자가 그것을 사 마셨다. 모든 신약 개발 시에는 임상실험을 하게 된다. "설사를 할 때 하더라도 사탕수수 줄기 즙 맛을 보고 싶다. 내가 임상실험을 먼저 할 테니 결과를 보고 사서 마셔라!"

이렇게 말하면서 사탕수수 즙을 한 컵 사서 마신 것이다. 옥수수 줄기 단물을 빨아먹는 것보다 사탕수수 줄기 즙이 더 달았다. 반드시 누군가의 임상실험이 필요하다면 필자가 하는 것도 나쁜 일은 아니라고 생각했다. 그 결과 설사는 없었다. 공짜벌침과 헛개나무 달여 마시기를 즐기는 것 역시 필자는 스스로뿐만 아니라 가족들까지 임상실험을 했다. 그래서 너무 좋은 효과를 보게 되어 이렇게 책으로 출간하는 것이다. 얼마 전에 외국 교수가 에이즈 치료에 벌독이 상당한 효과가 있다는 것을 증명했다는 보도가 있었다. 에이즈 치료제 개발도 용기 있는 누군가의 임상실험이 필요하다면 도전을 해보고 싶다. 왜냐하면 그것이 인류발전에 이바지하는 길이라고 믿고 있기 때문이다.

22. 정통안전남녀성기벌침과 헛개나무 달여 마시기 병행

　마라톤 선수가 되려면 폐와 심장이 튼튼해야 된다. 얼핏 생각하면 맞는 말인 것 같지만 뭔가 부족한 느낌이 든다. 폐는 산소를 섭취하는 기능이고 심장은 혈액순환을 시키는 펌프에 지나지 않는다. 그렇다면 달릴 수 있는 에너지의 원천이 무엇일까? 필자는 그것을 간이라고 믿는다. 간에서 에너지의 원천을 만들어내야 산소로 태워 에너지로 사용할 것이고 심장이 혈액순환을 시켜 신체 구석구석까지 에너지를 공급해 줄 것이다. 어두운 밤길을 걷다보면 아주 무서운 것들을 상상하게 된다. 그러다가 상상했던 것과 유사한 모습을 보게 되면 사람들은 '휴, 간 떨어질 뻔했네.'라고 한숨을 내쉬기도 한다. 왜 하필 간이 떨어질 뻔했다고 표현할까? 그만큼 간이 담력과 지구력, 인내력에 중요하다는 것이다. 인간의 스태미나 원천은 간이다. 간이 튼튼해야 깡다구도 생기고, 참을성도 생기며, 열정과 박력도 존재할 수 있다. 스태미나는 곧 정력이다. 정력은 지구력이며 자신감이다. 지구력과 자신감의 원천이 간이므로 간 건강 증진 없이는 정력 증대란 있을 수 없다. 남녀성기벌침을 즐기는 사람들이 많이 늘고 있다. 필자가 창시하여《벌침이야기》책 속에 공개한 신체벌침 적응 훈련과 남녀성기벌침 적응 훈련 프로그램이 누구나 성기벌침을 안전하게 즐길 수 있게 해준 것이다. 생식기 계통의 혈액순환 개선 효과와 잡균퇴치, 음경 내 발기 후 역류 방지용 밸브 기능 정상화 등으로 정력이 증대되었다는 것을 직접 느낄 수 있기 때문에 즐기는 것이다. 남녀성기벌침을 공짜로 스스로 즐기면 부인과 질병, 에이즈, 정력 감퇴, 전립선비대증, 전립선염, 전립선암, 조루증, 방광염, 신장염, 왜소 콤플렉스, 발기부전, 지루증, 불감증, 질건조증, 성기보정, 성병, 요실금, 요도염, 자궁근종, 자궁경부암, 고환암, 음낭수종 등의 예방 및 치료에 도움이 된다. 또한 벌침은 간질환에도 매우 이롭다. 바이러스나 박테리아 등의 잡균에 의한 간질환을 벌독의 강력한 천연 항균 능력(페니실린의 1,000배 이상)으로 어느 정도 다스릴 수 있다. 그러나 비알콜성지방간이나 알콜성지방간에 의한 간질환을 예방 및 치료하는 데는 헛개나무 달여 마시기가 더 유익하다. 따라서 공짜벌침과 헛개나무 달여 마시기를 즐기는 것을 병행한다면 간질환 때문에 고민하는 일이 확 줄어들 것이다. 간이 튼튼해지면 왕성한 스태미나를 가질 수 있다. 그러면 간이 배 밖으로 나온 것처럼 자신감이 있게 되고 정열적으로 삶을 즐길 수 있다. 필자는 정통안전남녀공짜벌침 배우기 책인 《벌침이야기》를 출간하여 전 국민 공짜벌침 대중화 운동을 하고 있다. 그러면서 느낀 점은 많은 사람들이 공짜벌침을 즐기는 것을 욕심내는 것이었다. 성기보정이나 자연산 음경확대 효과를 단시간에 보려고 성기벌침을 과하게 즐겨 오히려 발기력이 떨어지는 사람들도 있었다. 남성들이 술을 과하게 마시면 발기력이 일시적으로 떨어지는 것과 같이 성기벌침을 과하게 즐길 경우 마치 술을 많이 마신 것처럼 발기력이 저하되기도 한다. 이럴 경우에는 벌침을 몇 주 쉬면서 인체에 남아 있는 폐독을 제거하기 위해 사우나를 즐기면 좋다. 또한 술을 과하게 많이 마시면 간에 상당한 부담을 주어 지구력이나 발기력이 감퇴되는 것처럼 벌침도 욕심을 내어 과하게 즐긴다면 폐독이 간에 부담을 주므로 지구력이나 발기력이 저하될 수도 있다. 이런 경우 간에 낀 지방이나 폐독 제거에 헛개나무 달여 마시기를 즐기면 매우 이로우므로 공짜벌침과 헛개나무 달여 마시기를 즐기는 것을 병행하면 좋다. 이런 이유로 필자가 책 제목을 《헛개나무이야기와 정통벌침봉침4 – 간이 배 밖으로 나오다》라고 정했다. 벌침과 헛개나무 달여 마시기는 상호 보완재이기 때문이다. 뭐든지 과하면 모자람만 못하듯이 공짜벌침을 즐길 때도 《벌침이야기》 책처럼 절차대로 즐겨야 하며 헛개나무 달여 마시기 역시 《헛개나무이야기》 책 내용에 따라 즐겨야 한다. 헛개나무 달여 마시기를 즐기는 것도 과하면 오히려 간에 부담을 주므로 반드시 주어진 적당량을 기준하여 즐겨야 한다. 감기약을 처방 받았는데 이틀 분량을 하루에 복용하면 탈이 나는 것처럼 공짜벌침과 헛개나무 달여 마시기를 즐기는 것 역시 책 내용대로 자신에게 알맞게 즐겨야 몸에 이롭다.

23. 탈모와 머리카락 가늘어짐, 혈액순환, 대머리, 간 건강

공짜벌침을 즐기면서 헛개나무 달여 마시기를 제대로 즐기면 탈모 예방 및 치료에 상당한 도움이 된다. 탈모가 상당히 진행된 상태, 즉 대머리로 진행된 경우라도 모근이 살아있다면 머리카락이 다시 자라는 놀라움을 경험할 수도 있다. 탈모의 원인을 살펴보자. 머리카락을 두피에 난 식물로 가정하고 일반 식물들과 비교해보면 모근(털의 뿌리)에 영양공급이 되지 않아 탈모가 일어난다. 그렇다면 모근에 영양공급이 제대로 되지 않는 이유가 무엇일까? 혈액순환 장애와 함께 혈액순환이 되더라도 영양가 높은 혈액이 아니라면 모근에 충분히 영양이 공급되지 못할 것이다. 혈액순환 장애는 공짜벌침을 즐기면 어느 정도 해결이 되지만 원천적으로 간에 지저분한 잡물질이 낀 경우에 그것들 제거하지 않으면 혈액 자체가 지저분할 것이다. 즉 간 기능이 정상적이지 못하면 영양가 있는 혈액이 공급되기 어렵다는 결론이다. 이런 이유로 간 건강관리가 탈모에 매우 중요하다. 공짜벌침을 즐겨 모근에 기생하는 잡균을 제거하는 것도 중요하다. 하지만 그것만으로는 원인적 치료를 다 할 수 없으므로 반드시 공짜벌침과 헛개나무 달여 마시기를 즐기는 것을 병행해야 탈모를 물리칠 수 있다. 식물 뿌리에 잡균이 기생하여 뿌리를 손상시키고 영양분이 잘 공급되지 않으면 그 식물은 말라죽게 된다. 머리카락을 관찰해보면 나이가 들면서 점점 가늘어지게 되고 힘이 없어진다. 요즘 마트에 가보면 샴푸나 린스를 판촉하면서 볼륨업이라는 말을 판매원들이 하는 것을 볼 수 있다. 머리카락이 가늘어지고 힘이 없어서 드러누워 볼륨감이 없는 것을 샴푸나 린스를 사용해서 볼륨업을 시킨다는 말이다. 일시적으로 효과적일 것 같지만 근본 원인을 제거하지 않으면 가늘어진 머리카락이 점점 더 가늘어지다가 결국에는 뿌리 부위가 끊어지면서 빠지게 된다. 탈모라면, 머리카락이 가늘어진 느낌이라면, 소갈머리가 생기고 있다고 느낀다면, 망설이지 말고 즉시 공짜벌침과 헛개나무 달여 마시기를 즐겨야 한다. 책대르 즐긴다면 적어도 2주 후부터는 머리카락이 볼륨업이 되는 것을 확인할 수 있을 것이다. 자신의 손가락으로 머리카락을 비벼보견 상당히 굵어진 상태를 느끼게 되면서 공짜벌침과 헛개나무 달여 마시기를 즐기는 것의 위대함에 감탄을 하게 될 것이다. 머리카락이 굵어진다는 것은 모근에 맑고 영양가 높은 혈액이 공급된다는 것이며 또한 모근에 기생하는 잡균들을 물리쳤다는 것이다. 탈모가 진행되는 과정을 보던 젊었을 적에는 간 기능이 매우 좋기 때문에 머리카락이 돼지털처럼 빳빳할 것이다. 하지만 나이가 들면서 술 마시고, 밥 많이 덕고, 스트레스 받고, 약물 복용 많이 하고, 매연에 시달리고, 과르하고, 욕심 많이 부리면서 간에 두리를 주게 된다. 지방간이나 간염이 생기면서 간 기능이 정상적이지 못하게 되니 영양가 있는 혈액이 모근에 공급될 수 없으므로 머리카락이 가늘어지고 빠지게 되는 것이다. 농작물을 키울 때 충분히 영양공급을 해주지 않으면 비실거리면서 말라죽게 되듯이 머리카락 역시 가늘어지면서 빠지게 되는 것이다. 이것이 탈모이다. 머리카락이 가늘어졌을 때 이발소를 방문하여 이발을 했다면, 공짜벌침과 헛개나무 달여 마시기를 즐겨서 머리카락이 굵어진 후에 동일한 이발소를 방문해보자. 이발소 사장님에게 머리 스타일에 대해 수정해 달라고 해야할 것이다. 그렇지 않으면 머리카락의 강도가 세져 머리카락이 늘 부풀어 오른 것처럼 보일 수 있다. 탈모에 대한 원인을 이해하면 자신의 건강이 얼마나 나빠지고 있는지를 느껴야 한다. 모근에만 영양공급이 되지 않은 것이 아니라 신체 구석구석 간 기능 저하로 인하여 영양가 있는 혈액이 공급되지 않아 암과 부스럼이 생기고, 감기를 달고 살며, 여기저기 쑤시게 되면서 만성피로를 경험하게 된다. 탈모를 위해 공짜벌침과 헛개나무 달여 마시기를 즐기는 것을 병행하여 머리카락이 굵어진 것을 경험하게 되면 이것이 탈모만을 위한 것이 아니라 자신의 건강문제 전체를 해결해주는 것이라고 믿게 된다. 아무튼 간이 배 밖으로 나오게 해야 건강문제를 다스릴 수 있다. 문제는 간이였던 것이다.

24. 막 살고 싶은 사람들, 서민, 민초

세상에서 가장 무서운 무기가 있다면 어떤 것일까? 핵폭탄, 전폭기, 독가스, 칼, 총, 대포, 탱크, 잠수함, 미사일, 대륙간탄도탄 등등 적에게 공포심을 줄 수 있는 무기들이 많이 있다. 필자는 이런 무생물 무기들보다 생명을 가지고 있는 생명체 무기들이 더 무섭다. 세균, 잡균, 박테리아, 바이러스 등등이 그것들이다. 하지만 이런 미생물보다 더 잔인하고, 냉혹하고, 인정사정 보지 않는 가혹한 무기가 있으니 바로 사람이다. 사람은 무생물, 유생물 무기를 다 제어할 수 있는 능력을 갖췄다. 어두운 시골길을 밤 늦게 걸을 때 뒤에서 무언가 자꾸만 쫓아오는 느낌이 들 때가 있다. 자신의 발자국 소리가 마치 어떤 사람이 자신을 향해 쫓아오고 있다고 믿게 된다. 늦은 밤 인적이 드문 한적한 외딴 곳에서 앞에 사람이 걸어오고 있을 때 무서움을 느끼지 않을 사람은 없다. 혹시 자신에게 해코지를 하지 않을까 하는 생각이 불현듯이 든다. 앞에서 다가오는 사람이 스치고 지나갈 때까지 온 몸이 긴장상태가 된다. 이처럼 사람 자체가 무서운 것이다. 자신을 통제할 수 없는 상태의 사람은 사회적 흉기나 다름이 없다. 정말로 무서운 것은 음주운전에 걸리거나 말거나, 감옥에 가거나 말거나,

남들이 손가락질을 하거나 말거나, 자신이 하고 싶은 데로 살려는 사람이다. 이 세상에 무서운 것이나 창피한 것이 없다고 믿고 자신만의 철학을 가지고 살아가려고 하는 사람이며, 죽은 뒤의 사후세계에 대해서도 두려운 것이 아무것도 없는 사람이다. '막 살고 싶다'고 말하는 이가 있다면 매우 위험한 사람이니 피하는 것이 상책이다. 그런데 이들은 왜 막 살고 싶은 생각을 하는 것일까? 이래도 아프고 저래도 아프고, 그러다 보니 즐겁거나 행복한 것이 세상에 하나도 없다고 믿기에 그런 생각을 하는 것 같다. 그런 사람들을 아프지 않게 해주면 '막 살고 싶다'고 생각했던 것이 '잘살고 싶다'고 바뀌게 된다. 아프지 않게 해주는 방법이 바로 공짜벌침과 헛개나무 달여 마시기를 즐기는 것이다. 그러면 간이 배 밖으로 나온 사람처럼 세상을 매우 긍정적이고 적극적으로 열심히 살아갈 것이다. 이와 같이 공짜벌침과 헛개나무 달여 마시기를 즐기는 것은 가장 무서운 무기를 없애는 역할을 하게 된다. '막 살고 싶다'고 생각하는 사람이 없는 세상을 만들어보자. 늘 술에 찌들어 생활하는 사람, 늘 스트레스 속에서 헤매는 사람, 불안 속에서 벗어나지 못하는 사람, 불만을 한 짐 지고 사는 사람, 그리고 자신만 불행하다고 생각하는 사람이라면 공짜벌침과 헛개나무 달여 마시기를 즐겨야 한다. 그래서 또 다른 행복한 세상이 있다는 사실을 느끼면서 한 번뿐인 인생의 참맛을 맛보게 하자. 가을걷이가 마무리될 무렵이면 건넌방엔 언제나 노인들로 분주한 밤이 되었다. 저녁식사를 마치고 마을 노인들이 마실을 와서 어머니가 읽어주시는 구수한 얘기책 내용에 사로잡혀 밤이 깊어가는 줄 모르고 세월을 즐겼기 때문이었다. 어머니는 얘기책을 청풍 장날이면 구입하셨기 때문에 굉장히 많이 가지고 계셨다. 얘기책은 대부분 내용이 권선징악인 심청전, 장화홍련전, 홍길동전, 이수일과 심순애, 콩쥐팥쥐 등이었다. 어머니는 밤이면 마을 노인들이 마실을 오기 때문에 얘기책을 읽어드리기 위해 건넌방으로 나가셨다. 그리고 얘기책 내용에 맞춰 구슬프게 혹은 기쁜 목소리로 무성영화 시절 변사들처럼 연기를 하면서 읽으셨다. 목소리 연기와 함께 얘기책을 읽으셨기 때문에 읽는 속도가 빠르지 않아서 하룻밤에 얘기책 한 권을 끝내는 경우는 드물었다. 마을 노인 분들은(대부분 할머니임) 어젯밤 끊겼던 내용을 매우 잘 기억하시는 것처럼 보였다. 어머니가 읽다가 중단된 부분을 별도로 표시해 놓지 않으셔도 노인 분들은 중단된 부분의 내용을 정확하게 알고 있었다. 얘기책을 읽던 어머니가 입이 마르면 미리 준비한 간술(감주)로 입을 적시며 다시 읽어나가셨다. 단술이 없는 날에는 우리들에게 땅속 깊이 묻어 놓은 무를 꺼내오라 하여 시원한 무를 칼로 깎아 건넌방 손님 모두가 알 듯 모를 듯한 무맛을 즐기기도 했다. 타들어가는 호롱불의 심지를 올려주며 겨울밤의 어둠은 깊어만 갔다. 어떤 날은 앞마을로 출장을 가기도 하셨다. 앞마을 노인들이 어느 집 사랑방에 모여 있다고 전갈이 오면 얘기책을 보자기에 싸서 그곳으로 향하셨다. 지금은 어머니가 하늘나라에 계신다. 얘기책 읽어드릴 또 다른 아줌마가 나타나기만을 기다릴 뿐이다. 필자가 얘기책 이야기를 하는 것은 아련한 민초들의 삶에 대한 기억들이 잊혀질 것 같은 두려움에서다. 필자가 저술한 책 제목들은 대부분 민초들과 함께 공유하고 싶어서 '이야기'라는 제목 스타일이다. 너도, 나도, 그도, 그리고 저 사람도 모두가 함께 즐길 수 있는 그런 책을 출간하고 싶었기 때문이다. 어려운 말이나 이해하기 힘든 용어들은 최소한으로 사용하여 서민들이 누구나 쉽게 즐길 수 있으며, 돈이 거의 들어가지 않는 내용으로 저술을 하려고 노력을 했다.

25. 아주 쉽게 손발톱 무좀 퇴치하는 방법과 목초액

지긋지긋한 손발톱 무좀을 퇴치하는 완벽한 방법이 있어 소개하려고 한다.

〈손발톱 무좀 목초액으로 완벽하게 퇴치하는 법〉

1) 손발톱 무좀이 있는 부위에 같은 크기의 거즈를 준비한다.
2) 참나무 목초액을 거즈에 충분히 적시어 무좀이 있는 손발톱 위에 올려놓는다.
3) 거즈를 올려놓은 부위에 비닐장갑의 손가락 쿠위를 잘라 끼워 감싸고 적당히 붕대나 끈으로 묶어 둔다. 샤워를 할 때 물이 들어갔으면 다시 거즈에 목초액을 묻혀 적당히 묶어 둔다. 너무 세게 묶으면 혈액순환이 되지 않으므로 적당히 묶어야 한다.
4) 그 상태로 2~4일 정도 거즈의 목초액이 마르지 않게 유지시켜 준다.
5) 손발톱 무좀이 있는 부위의 곰팡이 균이 몰살당한 것

을 확인한다. 손발톱 무좀이 있던 손발톱의 잔여 껍
질 부위를 잘라낸다. 시간이 지나 새로운 손발톱이 나
오면서 지긋지긋한 손발톱 무좀이 말끔히 퇴치된다.

　엄지발톱에 발톱 무좀이 있다면 위의 방법대로 곰팡이 균을 제
거한 후에 대돈혈에 공짜벌침을 즐겨 새로운 발톱이 빨리 나오
게 하면 된다. 손가락 발가락 무좀 퇴치 방법도 엄지발가락 대돈
혈에 상당하는 부위에 공짜벌침을 즐기면서 목초액을 자주 발라
주면 된다. 헛개나무이야기를 하면서 뜬금없이 목초액으로 손발
톱 무좀 제거하는 비법을 공개한 이유가 있다. 헛개나무 달여 마
시기를 즐길 때 헛개나무를 달이는 과정에서 1차는 강한 불로 30
분 정도 물과 함께 헛개나무를 끓인 다음 2차로 화력이 약한 불(
가스레인지의 중간 불 이하)로 낮춰 달일 때 반드시 냄비 뚜껑을
열어 두어야 한다는 것을 설명하기 위함이다. 모든 식물은 참나
무 목초액을 얻는 방법대로 하면 목초액에 상당하는 액체를 얻
게 된다. 그런데 목초액은 아주 강한 산성성분의 액체이다. 손발
톱을 삭일 수도 있는 세기이다. 헛개나무 달여 마시기를 즐길 때
약한 불로 가열을 하면서 냄비 뚜껑을 열어 두는 이유가 바로 헛
개나무 목초액 성분에 상당하는 물질을 배출하기 위함이다. 그
렇지 않고 헛개나무 달여 마시기를 한다면 강한 산성성분을 음용
하게 되어 식도, 위벽, 간 등에 큰 부담을 주게 될 것이므로 반드
시 냄비 뚜껑을 열어 두어야 한다. 목욕탕 사우나 안에서 앉아 있

　헛개나무이야기와 정통벌침봉침4 - 간이 배 밖으로 나오다

을 때 아저씨들이 발톱 무좀을 많이 가지고 있었다. 앞으로 그런 모습이 보이지 않았으면 하는 바람이다. 하지만 이 비법을 접하지 않는다면 발톱 속에 곰팡이 무좀균을 친구처럼 여기고 살아갈 것이다. 모든 무좀은 신체의 면역력이 약화될 때 기승을 부린다. 전체적인 신체 면역력을 강화하기 위해 공짜벌침과 헛개나무 달여 마시기를 즐겨야 한다. 언젠가 태국여행을 할 기회가 있었다. 그때 무좀약을 구입했던 기억이 있다. 아마도 'JOY FOOT'이라는 무좀약이었던 것 같은데 액체 상태로 비닐 버선 같은 것을 신고 그 속에 발바닥이 다 잠기도록 무좀약을 넣어 30분 정도 유지하면 무좀을 물리치게 되는 것이었다. 실험결과 정말로 지저분한 무좀균이 청소되었다. 발바닥 피부가 1mm 정도 박피되면서 발바닥에 기생하던 무좀균들이 몰살당했다. 남은 무좀약을 신발 등에 뿌려주라는 내용도 있었다. 하지만 그 약도 발톱 무좀균은 죽이지 못하는 것 같았다. 혹시 태국 무좀약이 참나두 목초액이 아니었을까? 목초액은 나무를 땔 때 나오는 연기를 차게 하면 얻어지는 것이다. 한국의 참나무 목초액이 모든 무좀 퇴치에 아주 좋은 효과가 있다. 목초액을 희석하여 매일 발을 몇 분씩 담그면 피부에 기생하는 무좀균을 죽일 수 있다. 물론 신발이나 양말 등의 청결상태를 유지하는 것도 잊지 말아야 재발되지 않는다. 그리고 피부 속에 기생하는 무좀균을 죽이려면 공짜벌침과 헛개나무 달여 마시기를 즐기면 된다.

26. 간에게 미안하다, 담배, 매연, 일중독, 성취감

지금까지 살아오면서 정말로 미안한 마음이 들었던 때가 언제일까? 그때는 미안한 일이라는 것을 몰랐지만 세월이 흐르면 누구에게나 미안한 일이 많이 남게 된다. 미안한 마음이 별로 없다고 생각하는 이가 있다면 사람보다는 동물에 가까운 성격을 가진 것이다. 어찌 세상을 살면서 미안한 일이 있을 수 없단 말인가? 학교에 가는 것이 싫었었다. 초등학교 때 그랬다. 시오 리 길을 걸어서 다녀야 했던 것이 싫었다는 것이 아니라 학교에 가는 것보다 더 좋은 그 무엇인가가 있었다는 것이 맞겠다. 초등학교 때 결석일수가 수업일수보다 더 많은 학년도 있었다. 학교에 가는 것보다 더 좋은 것은 산에 가서 놀면서 자유인이 되는 것이었다. 아침에 학교에 간다고 집을 나와서 오솔길을 걷다가 산으로 올라갔다. 학교에 가는 길 주변에는 작은 골짜기들이 많았다. 산골짜기에 들어가서 흙장난도 하고, 칡넝쿨을 가지고 놀기도 하며, 개미를 가지고 장난을 치다보면 시간가는 줄 몰랐다. 이렇게 하루 이틀 학교에 가지 않으면 학교에 가고 싶어도 선생님에게 야단을 맞을 일이 두려워지게 된다. 그래서 일단 현실을 피하고 싶은 마음에서 학교에 가는 것보다 산에 가서 노는 것을 더 우선시하게 되었다. 산에서 놀다가 이웃집 같은 또래의 아이들이 하나둘 집으로 돌아가는 것이 보이면 산에서 나와 학교 다녀온 것처럼 부모님을 속였다. 초가삼간에 호롱불로 밤을 보내던 시절이니 집에 전화가 있을 리 없었다. 결석일수가 1개월이 지나가면 선생님이 이웃집에 사는 같은 반 친구에게 결석을 하는 원인을 파악해 오라고 했다. 하루는 선생님이 이웃집 친구들 통해 어머니를 학교로 호출하였다. 착실하게 학교에 잘 다니는 줄 알고 계셨던 어머니께서 장기 무단결석을 했다는 사실을 아시고는 어리둥절하시며 크게 실망하셨다. 무단결석은 충청도 산골짜-기 말로 '뻥세이치다'라고 하고, 경상도 말로 '땡땡이치다'라고 하며, 전라도 말로 '빠구리치다'라고 한다. 요즘은 이런 말들을 듣는 것이 매우 드물다. 아무튼 '뻥세이 대장' 생활을 하면서 자유를 마음껏 누렸지만 세월이 흐르고 나니 어머니께 매우 죄송한 일이 되었다. 그밖에도 미안한 일들이 너무 많다. 친구들에게, 후배들에게, 선배들에게, 선생님들께, 형제들에게, 그리고 나를 아는 모든 사람들에게, 곰곰이 생각을 해보니 미안한 일들만 있었던 것 같다. 미안한 일들을 되새기며 살아가고 있으니 모두들 용서를 해주었을 것이라고 자체 견적을 뽑아본다. 정말로 미안한 일이 있다. 살아오면서 간에게 너무 몹쓸 짓을 했다. 어렸을 적부터 담배를 배워 골초가 되었고, 식탐을 하여 간에게 부담을 주기도 했으며, 술을 인정사정 볼 것 없이 많이 마셔 간에게 충격을 주기도 했다. 한때는 일중독에 걸려 간에게 휴식을 주지 못했고, 성취감의 노예가 되어 헤매기도 하면서 간을 괴롭혔다. 신체 부위 중에서 오로지 간에게만 즐거움을 주지 않고 살았던 것이다. 눈에게 즐거움을 주려고 여기저기 돌아다녔고, 입이나 위장에 기쁨을 주려고 남들이 말하는 맛있는 음식을 찾았으며, 폐에 신선한 공기를 맛보게 하려고 산속을 가끔씩 찾기도 했다. 또 피부에 개운함을 주려고 사우나탕에서 땀을 흘리기도 하는 등 아무튼 간을 제외한 신체의 모든 부위에 즐거움을 주려고 노력하며 살았다. 간에게 미안한 것을 깨닫게 되면서 공짜벌침과 헛개나무 달여 마시기를 즐기는 것을 즐기고 있다. 간에게 즐거움을 주는 방법인 것이다. 공짜벌침 대중화 운동을 하면서 느낀 점이 있다면 일부 사람들이 욕심을 부리는 것을 보았다. 특히 성기벌침을 즐기는 방법을 공개하여 전립선비대증, 에이즈, 왜소 콤플렉스, 발기부전, 조루증, 성기보정, 자연산 음경확대, 성병, 요도염, 방광염, 요실금 등의 건강관리에 이로움을 주려고 했는데 일부 벌침 마니아들이 벌침을 과하게 즐기는 것이었다. 성기벌침을 과하게 즐기는 것은 간에게 도움을 주는 것이 아니라 오히려 간에게 부담을 주는 것이다. 이에 헛개나무 달여 마시기를 즐기는 방법을 공개하여 간에게 기쁨을 주려고 한다. 남은 인생 간이 먼저라는 믿음으로 살아가면서 그동안 간에게 저질렀던 몹쓸 짓에 대하여 속죄하는 마음으로 살아갈 것이다.

헛개나무이야기와 정통벌침봉침4 - 간이 배 밖으로 나오다

27. 눈으로 말해요, 노안, 황달, 백내장, 녹내장, 안구건조증

　　오래전에 에보니아이(Evony Eyes)라는 팝송이 유행했었다. 필자는 이 노래를 무척 좋아한다. 아직도 청소년 시절이 그리울 때면 종종 듣고 있다. 검은 눈동자의 매력은 동양인에게는 없어서는 안 될 필수품이다. 검은 눈동자의 맑은 빛을 보고 매력을 느끼지 않을 사람은 없을 것이다. 희미한 눈동자를 보고 동태눈이라고 놀리던 시절도 있었다. 시장에 나가서 동태를 보면 오래된 것일수록 맛이 간 눈알이다. 싱싱한 동태를 고르려던 눈알을 보고 사라는 생활의 지혜도 있다. 나이가 비슷한 중년의 사람을 비교할 때 눈동자 색상의 차이를 확인할 수 있다. 상대적으로 눈동자가 누런 쪽이 검고 맑은 눈동자를 지닌 사람보다 더 노화 진행 속도가 빠르며 간 건강상태가 나쁘다. '몸이 100근이면 눈이 90근'이라는 말이 있다. 그만큼 눈이 신체에서 차지하는 비중이 크다는 것이다. 그런데 그렇게 중요한 눈 건강을 관장하는 곳이 바로 간이다. 간이 부실하게 되면 눈동자가 누렇게 변하거나 희미하게 보이고, 충혈이 자주 찾아오며, 시력 저하가 나타나기도 하면서 눈 침침, 안구건조증, 백내장, 녹내장 등의 질병이 발병하기도 한다. 연애 시절에는 눈빛만으로 대화를 할 수 있다. 하지만 결혼을 하고 수십 년을 함께 살지만 눈빛으로 대화를 하기가 어렵다고 말하는 이들이 있다. 그 이유는 서로 눈동자를 바라보고 대화를 할 기회를 가지기 어려워서 그렇다는 것이다. 누렇게 변한 눈동자를 바라보려면 서로 어색한 느낌이 들기 때문이다. 상대방에게 너무 많은 스트레스를 주었으니 간 기능이 떨어졌을 것이고 결국 상대방의 눈동자를 누렇게 변하게 한 것에 대한 죄책감이 들어서 눈을 돌린다는 것이다. 하지만 늦지 않았다. 공짜 벌침과 헛개나무 달여 마시기를 즐기는 것을 행하면 서로 눈빛만으로도 대화를 할 수 있다. '눈으로 말해요'라는 유행가 가사처럼 대인관계의 기본은 맑은 눈빛에서 관계가 맺어지는 것이므로 눈 건강관리를 잘하는 것이 대인관계를 원활하게 할 뿐만 아니라 비즈니스 활동에서 성공할 확률이 높을 것이다. 면접을 하는 이유가 바로 이런 이유도 있기 때문이다.

28. 피부노화, 볼 처짐, 주름살, 관절염, 디스크, 자궁근종, 요실금

어린 시절 집 근처에 작은 연못이 하나 있었다. 시골에서 단백질 공급원이 귀한 시절에 1년에 한 번 정도 연못에 물을 푸고 물고기를 잡았다. 개구쟁이 시절인지라 연못 안의 진흙탕에 들어가서 잉어, 미꾸라지, 붕어, 뱀장어 등의 물고기를 잡는 것은 아주 즐거운 일이었다. 맨손으로 잉어, 붕어, 미꾸라지를 잡으면 미끈한 촉감이 느껴졌다. 물고기들을 아주 신나게 잡아 함석으로 만든 커다란 물통에 넣었다. 진흙탕을 누비는데 발바닥에 미끈한 촉감을 느껴 발을 옮기고 발자국 부위에 양손을 집어넣으니 팔뚝만 한 굵기의 뱀장어를 잡을 수 있었다. 양손으로 뱀장어 몸통을 잡고 끄집어내니 몸을 뒤틀면서 난리를 피웠다. 역시 미끈한 촉감이 기분을 좋게 했었다. 장가를 가서 아내의 종아리를 만져봤을 때 미끈한 촉감을 느꼈다. 건강한 사람들의 피부 촉감은 손으로 만져봤을 때 미끈거림이 있다. 잉어, 붕어, 미꾸라지, 뱀장어 등의 물고기들의 촉감과 같다면 간 건강이 매우 양호한 상태이며 말단 세포까지 혈액순환이 활발하게 이루어지고 있다는 증거이다. 미끈거리는 촉감이 없고 까칠까칠하고 피부에 뱀 껍질 모양의 무늬도 있는 상태라면 간 건강상태가 좋지 않은 것이다. 지방간이 있거나 간염 등의 간질환이 있을 수 있다. 이럴 경우 즉시 공짜벌침과 헛개나무 달여 마시기를 즐겨야 한다. 며칠 즐기다보면 간 기능이 좋게 되면서 자신의 피부 촉감이 미끈거린다는 느낌을 갖게 된다. 공짜벌침과 헛개나무 달여 마시기는 혈액순환 개선과 청혈작용, 지방분해, 독성물질 제거 등에 매우 긍정적인 결과를 가져다준다. 그 어떤 것들보다 유익한 것이라고 필자는 확신하고 있다. 피부노화를 방지하는 방법 중에서 가장 효과적인 것이다. 값비싼 안티에이징 화장품을 사용하는 것보다 근본적인 원인을 제거하는 것이 지혜로운 생활방식이다. 퇴행성관절염, 디스크, 전립선비대증, 자궁근종, 요실금, 욕창, 등창, 아토피, 여드름, 피부질환, 피부미용 등에도 공짜벌침과 헛개나무 달여 마시기를 즐겨야 한다. 피부 말단 세포까지 영양가 있는 맑은 혈액을 공급해주면 건강한 세포상태를 유지할 수 있기 때문에 즐겨야 하는 것이다. 중년이 지나면서 피부노화로 인하여 볼 처짐이나 턱살 처짐, 주름살이 늘게 될 때 공짜벌침과 헛개나무 달여 마시기를 병행하여 즐긴다면 엄청나게 놀라운 결과를 본인이 스스로 느낄 것이다. 억지로 볼 처짐 같은 것을 끌어올리려고 수술을 하는 시대이다. 하지만 근본 원인인 간청소를 해주지 않으면 볼 처짐, 턱살 처짐, 주름살 등을 완벽하게 관리할 수 없다.

"공짜벌침과 헛개나무 달여 마시기를 즐기는 것을 병행하지 않고 하나만 하면 어떨까요?"

이런 질문을 하는 이들이 있다.

"두 가지를 병행하는 것보다 효과가 반감됩니다. 그 이유는 간 청소를 함에 있어서 벌침을 즐기면 벌독이 간에 기생하는 바이러스, 잡균 등을 없앨 수 있고, 지방이나 잡물질 등의 청소는 헛개나무 성분이 해결해주기 때문입니다. 간에 낀 지저분한 것들을 청소하려면 벌독이 담당해야 할 것도 있고 헛개나무 성분이 해결해야 할 것도 있습니다. 따라서 공짜벌침과 헛개나무 달여 마시기를 즐기는 것을 반드시 병행하는 것이 맞습니다."

29. 변비와 오줌 누기, 다이어트, 뚱보, 똥배, 지방 제거, 비만, 살빼기

공짜벌침과 헛개나무 달여 마시기를 즐기면 변비와 오줌 누기에 매우 이롭다. 간질환의 대부분은 지방간에서 시작된다. 간은 신체에 들어온 모든 물질을 소화하는 데 필요한 성분을 만들어낸다. 담즙도 간에 붙어 있는 쓸개에서 분비되는 것에서 알 수 있듯이 간 건강이 나쁘면 소화기능이 나빠지게 되며 신장 기능도 부실하게 된다. 공짜벌침과 헛개나무 달여 마시기를 즐기면 변비와 오줌 누기가 한결 수월해진 것을 본인이 직접 느낄 것이다. 만성피로에 시달리는 사람이 아무리 영양가 있는 음식을 섭취하더라도 소화를 잘 시키지 못하면 배변이나 배뇨를 잘하지 못해서 독을 자꾸 복용하는 것이나 다름이 없다. 노인성 질환에 시달리는 사람이 오줌을 잘 누지 못하면 위험해진다. 신장 기능이 망가지고 있기 때문이다. 이와 같이 음식을 섭취하는 것 못지않게 소화시키고 남은 불필요한 물질을 몸 밖으로 배출하는 것 역시 매우 중요한 일이다. 속말에 노인 대부분이 장이 막혀서 사망한다는 말이 있다. 배출을 못하는 것 때문에 죽음을 맞이한다는 의미이다. 신체의 모든 부위는 상호작용을 한다. 만성피로의 원인이 변비나 오줌 누기 어려움일 수 있다. 체내의 불필요한 찌꺼기인 변이나 오줌을 빨리 몸 밖으로 배출시키지 못한다면 그런 것들로부터 발생하는 악성물질들이 계속 간에 부담을 주어 간 기능이 원래 자신의 역할을 충분히 하지 못한다. 그래서 쓸데없이 변이나 오줌에서 나오는 악성물질 처리하는 데 상당한 일을 하므로 간이 피로하게 되고 그로 인하여 신체 골고루 맑은 피가 공급되지 않아 늘 피곤한 것이다. 나이가 들수록 섭취보다는 배설에 더욱 신경을 써야 한다. 사람이 나이가 들수록 욕심을 버려야 하는 이유가 바로 배설이 아주 중요하기 때문이다. 배설을 위해서, 간에 쌓이는 지방이나 나쁜 악성물질 분해를 위해 공짜벌침과 헛개나무 달여 마시기를 즐겨야 한다. 누구를 위해 즐기는 것이 아니라 본인을 위해 즐기는 것이다. 옛날에 공녀들이 있었다. 사람이 사는 세상이다 보니 별의별 일들이 일어났다. 힘없는 나라들이 큰 나라에 조공을 바칠 때 간혹 처녀들을 뽑아서 보내기도 했는데, 이들을 공녀라고 불렀다. 황제에게 바쳐진 공녀이므로 절대로 냄새가 나서는 안 되었으니 목욕을 시키고 체취를 감출 수 있는 향수를 발라도 어찌할 수 없는 것이 있었다. 바로 방귀냄새였다. 방귀냄새는 숨길 수 없으므로 공녀를 선발할 때 사전에 방귀냄새를 맡아브았다. 방귀냄새가 고약하다면 공녀로 선발될 수 없었다. 이것이 고약한 사람은 간 기능이 원활하게 작동되는 사람이 아닐 수 있다. 간에서 신체에 필요한 모든 화학물질을 만들어낼 때 소화계통에 필요한 것을 충분히 만들어내지 못하기 때문이다. 방귀냄새가 고약한 사람은 지금 즉시 공짜벌침과 헛개나무 달여 마시기를 즐겨야 한다. 똥배가 많이 나온 사람, 허리에 수영장에서 사용하는 튜브를 낀 것처럼 삼겹살이 출렁이는 사람, 전체적으로 체지방이 많은 사람, 뚱보나 비만인 사람은 공짜벌침과 헛개나무 달여 마시기를 즐겨서 가벼운 인생을 즐기길 바란다. 다이어트나 살빼기를 원하는 사람도 마찬가지이다. 필자가 말하는 것을 무시한다면 날씬한 체형을 유지하기 어렵다. 간이 부실하면 체지방이 쌓이기 때문이다. 간 기능을 정상화시키지 않으면 체지방이 쌓이는 원인이 제거되지 않아 계속 체지방을 달고 살아야 한다.

30. 주량 테스트, 집들이, 헛개나무 달여 마시기

헛개나무 달여 마시기를 보름 정도 즐긴 어느 날 친척집에 집들이 행사가 있었다. 집들이 행사엔 술이 단골손님이라는 사실을 알고 헛개나무 달인 물을 두 컵 정도 마시고 갔다. 물론 헛개나무 달인 물을 2리터 정도 담아 가는 것도 잊지 않았다. 일단 참석한 사람들에게 헛개나무 달인 물을 한두 컵 정도 마시게 했다. 술을 마시지 않을 사람은 한 컵 정도, 술을 마실 사람은 두 컵 정도 마시게 했다. 필자는 술을 마시는 양이 소주 1병 정도면 충분한 기분을 낼 수 있고 그것이 곧 주량이었다. 소주 1병이면 필자에게는 충분한 주량이므로 보통 소주 반 병 정도로 일주일에 한 번 즐기는 수준이다. 담금주는 1회에 반 컵 정도로 즐기고 있다. 술을 마시는 사람은 4명이었다. 남자 둘, 여자 둘. 여자들은 술을 많이 마시지 않았다. 소주 10병을 4명이 비웠다. 여자 둘이 각 1병씩 소주를 마셨을 것이고 남자 둘이 소주 8병을 비운 것이다. 필자의 헛개나무 달여 마시기와 주량과의 상관관계어 대한 임상실험이 이렇게 이루어졌다. 적어도 2~3배 정도 주량이 늘어난 것이다. '술발이 끝내준다'는 믿음으로 술을 마신 것이다. 아침에 일어나니 속이 좀 쓰린 기분이었다. 헛개나무 달인 물을 두 컵을 마셨다. 얼마 지나고나니 머리가 맑아지면서 숙취가 사라졌다. 이런 임상실험 결과를 접하면서 필자의 헛개나무 달여 마시기를 즐기는 것에 대한 사랑은 점점 더 깊어갈 수밖에 없었다. 성인들 이라면 술을 멀리할 수 없다는 현실을 잘 알고 있다. 필자는 헛 개나무 달여 마시기를 즐기는 것을 모든 사람들에게 알려 술로 즐거움을 찾고, 술 때문에 괴로워하는 사람들에게 도움이 될 수 있는 길을 생각하게 되었다. 그래서 《헛개나무이야기》를 출간하 는 결심을 했던 것이다. 그렇다고 필자가 술 많이 마시는 사회를 만들려고 그러는 것은 아니다. 술 때문에 간이 망가져서 고생하 는 이들이 있다면 헛개나무 달여 마시기를 즐겨 간 기능을 회복 시키고 다시는 과음을 하지 않겠다는 결심을 하는 사람들이 늘 어났으면 하는 바람에서 출간을 하는 것이다. 헛개나무 달여 마 시기를 즐겨 주량을 늘려 보려는 사람은 단호하게 배척한다. 다 만 술 때문에 망가진 건강을 되찾고 싶은 사람들은 환영한다. 헛 개나무 달인 물의 알콜분해 능력은 타의 추종을 불허한다는 것 을 필자는 여러 번 경험했다. 인류 역사 이래 술은 늘 존재했다. 원래는 약으로 사용했던 술이 기호품으로 전락되어 사람들의 슬 픔, 기쁨, 후회, 희망, 쾌락 등과 어울리면서 약 기능보다는 오히 려 독 기능을 하고 있다. 필자가 조심스럽게 《헛개나무이야기》를 저술하면서 헛개나무 달여 마시기 운동을 했을 때 '술을 좋아하 는 사람들이 자신의 간 건강에 대한 관심보다는 술에 대한 애착 이 더 깊어질 수도 있지 않을까?'라는 고민을 했었는데, 술 때문에 간이 망가진 사람들이 헛개나무 달여 마시기를 즐겨 간 건강을 되찾게 되면 술에 대한 애착보다는 간 건강이 무너져서 겪었던 만성피로, 황달, 주름살, 극심한 숙취, 아침에 일어나기 어려움, 속 쓰림, 대인 공포증, 골치 아픔, 간염, 지방간, 간경화 등의 고통에서 해방된 자신을 발견하고는 다시는 무절제한 과음을 하여 간 건강을 망가뜨리려고 하지 않을 것이라는 믿음이 생겼다. 헛개나무 달여 마시기는 선택과목이 아니다. 적어도 성인이라면 필수과목인 것이다. 술 주량 테스트와 숙취해소, 만성피로 사라짐, 머리카락 굵어짐 등을 체험하면서 너도, 나도, 그도, 어른도, 아이도, 그냥 보리차 끓여 마시듯이 헛개나무 달여 마시기를 즐기는 것을 생활화해야 한다고 주장한다. 그것이 살길이라고 필자는 강조한다.

31. 빠지다, 지구력, 발기부전, 정력 감퇴

"따르릉"

"벌침이야기 책 저자이신 양광환 선생님이신가요?"

"네, 그렇습니다. 어디에 누구신지요?"

"저는 전남 보성에 살고 있는 올해 57세인 ㅌㅌㅌ입니다. 다름이 아니라 선생님께서 저술하신 《벌침이야기》 책을 통하여 공짜 벌침을 즐기면서 많은 변화를 직접 스스로 느끼고 있습니다. 물론 성기벌침도 즐기고 있습니다. 집사람도 벌침 마니아가 되어 즐기고 있습니다. 그런데 요즘 벌침을 과하게 즐긴 것인지 아니면 다른 이유 때문인지 부부관계 중에 거시기가 빠지는 경우가 있습니다. 그러니까 거시기가 발기된 상태를 유지하는 지구력이 떨어졌다는 것입니다."

"그런 일이 있으셨군요. 《벌침이야기》 책에서 언급한 것처럼 성기보정을 위해 성기벌침을 과하게 즐기면 그럴 수 있습니다. 그래서 성기벌침을 즐길 때는 전립선 건강관리를 위해 느긋하게 즐기려는 자세가 필요한 것입니다. 하지만 세상일이라는 것이 뭔가 부족한 사람들이 욕심을 내는 것 아니겠습니까? 종종 조급한 마음에 성기보정만을 위해 욕심을 부려 과하게 즐기는 경우도 있습니다. 술을 과하게 마시면 발기가 잘 이루어지지 않듯이 벌침도 과하게 욕심내면 술을 과음한 것처럼 발기가 잘 이루어지지 않을 수도 있습니다. 물론 노화로 인하여 젊었을 적과 비교해서 정력 감퇴가 일어난 것일 수도 있습니다. 심한 스트레스, 비알콜성지방간, 알콜의존증, 알콜성지방간, 과로, 간경화, 간염, 격무에 시달림 등이 있으면 발기상태를 유지하기가 어렵기도 합니다. 아무튼 벌침을 과하게 즐겨 간에 부담을 주었거나 벌침과 무관하게 여러 가지 요인으로 인하여 발기상태를 오래 유지하기가 곤란할 수 있을 것입니다. 걱정하지 마시고 일단 헛개나무 달여 마시기를 즐겨 보십시오. 제가 말하는 것처럼 정해진 절차에 따라 행하시기 바랍니다. 그러면 본인이 간이 배 밖으로 나온 것처럼 지구력이 증대될 것입니다. 물론 강직도도 만족할 수 있을 것입니다.”

이렇게 말해주면서 헛개나무 달여 마시기를 즐기는 요령을 알려주었다. 이렇게 여러 가지 요인으로 인하여 간에 지방이 낀 것을 청소해 주어야지만 간 기능이 제대로 작동된다. 발기가 시원치 않다면 간 기능이 부실하게 된 것이다. 간 기능을 회복시켜 주지 않으면 지구력 증대 효과를 보기 어렵다.

“그렇군요. 선생님 말씀 충분히 이해하겠습니다. 이웃과 송사가 있어 극심한 스트레스를 받고 있습니다.”

“그러셨군요. 아무리 좋은 약도 과하면 모자람만 못하고 복용 원칙대로 행하지 않으면 효과를 보기 어렵습니다. 공짜벌침

과 헛개나무 달여 마시기를 즐기는 것 역시 원칙과 절차를 따라
야 됩니다.”

“특별하게 공짜벌침 즐기는 요령은《벌침이야기》책을 통하여
익히 알고 있습니다. 헛개나무 달여 마시기를 즐길 때 특별하게
주의할 사항이 있으면 말씀해 주시기 바랍니다.”

“특별하게 주의할 점은 없습니다만 반드시 제가 시키는 대로
행하시기 바랍니다. 헛개나무 달일 때 다른 것들은 섞지 말고 헛
개나무와 물만 가지고 달여 마시기를 즐기십시오. 이것저것 함
께 집어넣고 달이지 마시고 헛개나무 줄기든, 가지든, 열매든, 달
여 마시기만 하면 됩니다. 물론 가지와 줄기, 줄기와 열매를 함께
넣고 달여 마시는 것은 무방합니다. 다만 열매는 가지나 줄기에
비해 강하므로 줄기와 가지를 달여 마시는 정량과 비교했을 때
부피든 무게든 절반만 넣고 달여 마셔야 합니다. 헛개나무를 넣
는 양은 한 뼘 정도의 길이도 자른 줄기(손가락 굵기로 쪼갬)나
가지를 한 줌 쥐어서 물 10리터 정도에 넣고 달이시기 바랍니다.
처음엔 강한 불로 30분 정도 가열하여 끓이고 나서 냄비 뚜껑을
열고 약한 불로 1시간 정도 달입니다. 그런 다음 1차로 끓인 물
을 다른 용기에 부어 놓고, 물 10리터 정도를 다시 냄비에 부어 2
차로 달입니다. 2차로 달이는 방법은 1차로 달이는 방법과 동일
합니다. 2차로 달인 물과 1차로 달연 물을 반반씩 섞어서 음용하
면 됩니다. 음용하는 양은 성인 기준으로 1일 0.3~1.5리터 정도
로 아침, 점심, 저녁으로 마시면 됩니다. 지방간이 심한 사람은

　헛개나무이야기와 정통벌침봉침4 - 간이 배 밖으로 나오다

2리터까지 하루에 마실 수도 있으나 본인 적당량이 1일 1리터라고 생각하시면 그렇게 드셔도 됩니다. 또는 맥주잔 기준으로 하루에 3~6잔 정도를 드셔도 됩니다. 식후, 식전 아무 때나 마셔도 좋습니다. 이런 방법으로 헛개나무 달여 마시기를 몇 번 해보시면 종전과 비교해서 몸 상태가 굉장히 개운해졌다고 느끼실 것입니다. 물론 발기력과 지구력(지속력, 유지력)도 상당히 좋아진 것을 알 수 있고요."

"그렇군요. 모든 것이 절차가 있듯이 헛개나무 달여 마시기를 즐기는 것 역시 절차가 있고 요령이 있었군요. 선생님 말씀 고맙습니다."

공짜벌침과 헛개나무 달여 마시기를 즐기는 것은 불가분의 관계이다. 벌침 마니아들의 필수품이 바로 헛개나무 달여 마시기인 것이다.

32. 관절염, 디스크, 중풍, 고혈압, 대상포진과 헛개나무 달여 마시기

인간은 노화로 인하여 누구나 관절염, 디스크, 중풍, 고혈압, 대상포진, 당뇨병과 같은 성인병이 찾아올 수 있다. 특별한 사람에게만 나타나는 것이 아니라 평범하게 살아가는 이들에게 이런 질병들이 찾아오는 것이다. 필자는 이런 질병에 걸리는 것이 두려운 사람이나 이미 이런 질병에 걸린 사람이 있다면 조건을 달지 말고 공짜벌침과 헛개나무 달여 마시기를 즐겨야 한다고 말하고 싶다. 왜냐고 따지는 사람이 있다면 더 이상 말을 해주고 싶지 않다. 그 이유는 미주알고주알 따질 일이 아니기 때문이다. 본인 스스로 자신의 건강관리를 위해 성의만 있다면 누구나 쉽게 즐길 수 있는 것이기 때문이며 이보다 더 간편하고 효과적인 방법을 아직 찾지 못했기 때문이다. 그렇지만 혹시나 하는 의문을 가진 이라면 쇠귀에 경 읽기라는 말이 있듯이 입만 아프게 권하고 싶지 않다. 산삼을 구해 먹으라는 것도 아니고 아프리카 오지에 가서 어떤 약초를 구하여 먹으라는 것도 아니다. 우리나라 어디서나 쉽게 구할 수 있는 것을(관심만 있으면 공짜로도 구할 수 있는 것들) 즐기라는 것인데 긍정적인 생각을 갖지 않는다면 무슨 말을 해줘도 소용이 없는 사람일 것이다. 혈기가 왕성할 때 일본인이 쓴 비즈니스 소설을 읽었던 기억이 있다. 지금은 이 세상 사람이 아닌 친구가 추천을 해주었던 소설이다. 제목과 저자를 기억할 순 없지만 일부 내용이 생각난다. 아프리카의 어떤 부족은 상대 부족과의 전투에서 승리를 하면 상대 부족 남성들은 모두 죽이고 며칠간 상대 부족 여성들을 임신이 확실히 될 때까지 겁탈을 한다. 며칠간 그렇게 할 수 있는 비결은 아프리카에 자생하는 어떤 나무의 잎을 씹어 먹기 때문이라고 했다. 즉 그 나무의 잎을 씹어 먹으면 강력한 스태미나를 유지할 수 있다는 것이다. 그들은 자신들의 종족을 번식시키기 위한 목적에서 그런 야만적인 행동을 불사했다. 소설을 읽을 때 '세상에 그런 일이 있을 수 있겠는가?'라고 저자의 상상력을 의심도 해보았지만 사람이 사는 세상에 무슨 일인들 일어나지 말라는 법이 없다는 생각도 들었다. 우리나라의 헛개나무 역시 스태미나 증진에 놀라운 효과가 있다. 공짜벌침과 헛개나무 달여 마시기를 즐겨 간이 배 밖으로 나올 정도로 간 건강이 좋아지니 '그런 일도 있을 수 있겠구나!'라는 생각이 들어서 수십 년 전에 읽었던 소설 내용이 떠올랐었다. 스태미나를 증진시키면 관절염, 디스크, 중풍, 대상포진, 당뇨병, 고혈압 등의 성인병 질환에 이로울 것이다. 골고루 맑고 영양가 높은 혈액을 공급해주면 노화가 더디게 진행될 것은 불을 보듯 당연한 것 아니겠는가? 다만 당뇨병이 심한 사람은 헛개나무 달여 마시기를 할 때 주의를 해야 한다. 빨리 좋아지고 싶은 심정에서 과하게 헛개나무 달인 물을 음용하면 오히려 혈당이 높아질 수 있으므로 세심하게 혈당관리를 해가면서 헛개나무 달여 마시기를 즐겨야 할 것이다. 헛개나무 달여 마시기를 즐길 때 혈당이 높아지면 복용을 중지하거나 줄여서 적당한 혈당치를 유지한 후에 자신의 적당량을 찾아 즐기면 문제가 없다. 지푸라기라도 잡고 싶은 심정에 환우들이 욕심을 내는 경우를 많이 보았다. 빨리 지긋지긋한 질병으로부터 탈출하고 싶은 간절한 마음에서 욕심을 내지만 그래도 그렇지 욕심 때문에 오히려 질병을 악화되게 해서야 되겠는가? 대상포진 같은 질병도 일종의 스트레스성 질환이며 면역력 저하가 원인이다. 간이 작은 사람들이 감당할 수 없을 정도의 상황에 처하게 되면 면역력이 급격히 저하된다. 그러면 이미 잠복해 있던 바이러스들이 활개를 치게 되는 것이다. 특히 직장생활을 하면서 아주 난처한 상황에 처해 스트레스에 시달리다가 대상포진에 걸리는 사람들이 있다. 안타까운 일이다. 그렇다면 난처한 상황에 빠지지 않게 업무를 처리하면 될 것이다. 하루는 공부하기 싫어 단합대회를 갖는다고 담당 교수님에게 말을 하곤 술집으로 향했다. 대학의 분위기가 그때까지만 해도 매우 낭만적이어서 대출(대리출석)도 교수님들이 양해해 주었으며, 심심하면 미팅을 했다. 부산 금정산 산꼭대기엔 산성마을이 있다. 산성마을의 특산품은 산성막걸리, 염소불고기가 있으며 전부 그곳 자체 생산으로 맛이 있었다. 우리들은 종종 산성마을에서 단합대회를 핑계로 술을 많이 마셨다. 물론 같은 반 학생들만 참석하는 회식이였다. 산성마을엔 여러 집들이 막걸리와 염소불고기를 팔고 있었다. 지금도 변함이 없다. 학생들이 많은 관계로 한 집을 선택하여 회식을 하게 되면 그 집은 다른 손님을 받을 수 없었다. 문제는 바로 '어느 집을 선택하여 단합대회를 갖느냐?'였다. 주모가 예쁘지 생긴 집을 택하자니 예쁘다는 기준이 사람마다 달랐고, 막걸리를 덤으로 많이 주는 집을 택하자니 별 차이가 없었다. 김치 맛이 좋은 집을 택하자니 사람마다 입맛이 달랐으며, 노래를 부를 수 있는 마이크 시설이 있는 곳을 택하자니 전부 가지고 있었다. 그렇다고 총무가 일방적으로 정하자니 괜한 의심을 받을 것이고, 다수결로 하자니 영업하는 집이 너무 많았으며, 같은 반 친구 집을 택하려고 하니 그런 집이 없었다. 우리들은 큰 고민에 빠졌다. '어느 집으로 가서 마음껏 젊음을 불태울 것인가' 바로 이것이 최대의 어려운 문제였다.

오랜 회의 끝에 겨우 결론에 도달하였다. 산성마을 입구에서 '장모요!'라고 소리쳐서 가장 먼저 달려 나오는 주모가 있는 집으로 장소를 정하기로 했다. 물론 가장 먼저 달려 나오기 위해 주모들은 신발을 신을 수가 없었다. 큰 소리 후 주모들은 맨발로 학생들을 맞이하러 달려 나왔다. 단합대회를 치룰 집을 선정하는 것도 우리들은 매우 객관적으로 투명하게 처리하였다. 요즘 우리 사회의 투명성이 말이 아니라고 한다. 업무처리를 하면서 공무건 사무건 투명하게 한다면 스트레스를 받을 일이 없을 것이다. 누구나 공감할 수 있는 투명한 매뉴얼을 만들어서 시스템적으로 업무를 하도록 하면 모두가 짜증나는 일이 없지 않을까? 물론 동가홍상 정도는 담당자들의 재량이 아닐까? 같은 값이면(조건) 친구 회사에 발주를 주는 것이 바로 자본주의의 미덕이라고 생각한다. 반드시 같은 값일 때만 말이다. 난처한 상황을 만들지 않는 것이 간을 보호하는 것이다. 극심한 스트레스는 자신의 생명을 앗아가기도 한다. 공짜벌침과 헛개나무 달여 마시기를 즐기기 전에 난처한 상황을 만들지 않으려는 노력이 필요하다.

33. 간을 괴롭히다, 약물 남용, 식탐, 자연식

필자는 약발을 잘 받는다. 아마도 평소에 약물을 많이 섭취하지 않았기 때문이다. 그리고 어린 시절 시골에서 자연식을 했던 것이 상당한 영향을 끼친 것으로 믿고 있다. 우리들이 어릴 때는 육체적으로 매우 배가 고팠었다고 생각한다. 아마도 대한민국의 근대화나 산업화가 이뤄지지 않았기 때문일 것이다. 당시엔 보릿고개를 넘으려면 이른 봄부터 들에 나가 냉이, 쑥, 질경이 등의 들나물을 뜯어서 쌀 한 줌 넣어 가마솥에 죽을 쒀 먹어야만 했다. 아이들은 소나무 가지를 잘라 겉껍질을 살짝 벗겨내고 연한 속껍질을 빨아먹는 송곳대를 비롯하여, 괭이 메고 산에 올라 칡뿌리를 캐어 씹어 먹기도 하였다. 한편으론 억새풀 등의 어린순이 올라오는 것을 '삐디기'라고 하며 많이 뽑아서 먹었다. 봄이 깊어갈 무렵엔 어머니와 다래끼 차고 산으로 산나물을 뜯으러 나가곤 했다. 취나물, 잔대잎, 고사리, 아직 어린 이름 모를 새순들을 다래끼에 가득 채워 산나물 죽이나 무침을 만들어 먹기도 했다. 그 많은 산나물 종류를 어머니는 전부 알고 계셨다. 잘못하면 독초도 있을 텐데. 아이들은 더덕, 잔대 뿌리를 캐어 고추장에 찍어 먹기도 하면서 배고픔을 달랬다. 물론 도라지도 캐어 먹었는데 떫은

맛이 비위를 건드렸다. 그리고 앞산 진달래도 아이들의 배고픔을 덜어주는데 큰 몫을 했다. 아침부터 산에 올라 진달래꽃을 따려 하면 어머니는 문둥이 조심하라고 난리셨다. 문둥이들이 진달래꽃 한 다발 꺾어 들고 몰래 앉아서 아이들이 접근하면 잡아먹는다는 말씀 또한 잊지 않으셨다. 문둥이가 아이들을 잡아서 계속 간지럽혀 탈진시킨 다음 간을 빼먹으면 문둥병이 낳는다는 미신이었다. 때로는 찔레를 뜯어 손에 한 움큼 쥐고 다니며 먹기도 했는데 향기가 좋아서 아직도 시골에 가면 가끔 찔레를 뜯어 먹기도 한다. 아이들은 때때로 작대기를 들고서 연못 주위의 개구리를 잡아 뒷다리를 소금구이하여 먹기도 했다. 아카시아 꽃이 만발하면 아이들은 아카시아 꽃의 향기를 맡으며 꽃으로 배를 채웠다. 늦은 봄에서 이른 여름 무렵엔 아이들은 버찌, 앵두 등을 따 먹으며 추억을 만들었다. 종종 톱을 들고 깊은 산에 들어가 아주 커다란 벗나무를 통째로 썰어 넘겨 원 없이 버찌를 따먹기도 했다. 이웃집 뒤안길에 있는 앵두나무는 주공격 대상이기도 했다. 보리가 익어갈 때면 들과 야산엔 멍석딸기, 산딸기 등이 널려 있어 아이들의 즐거움을 더해주었다. 여자들은 도랑둑에 나가 미나리, 머위 등을 뜯어 무침을 만들었다. 그리고 조숙한 아이들은 밀밭에 나가 밀서리를 하기도 했다. 약간 덜 영근 밀을 주인 몰래 뜯어 나뭇가지에 불을 지피고 밀을 구어, 손바닥으로 비벼 후후 불어가며 입에 털어 먹으면 그 맛이 꿀맛이었다. 콩서리도 밀서리와 같은 방법으로 많이들 즐긴 행사였다. 계곡 도랑에는 가

 헛개나무이야기와 정통벌침봉침4 - 간이 배 밖으로 나오다

재도 많았다. 물속의 돌을 들어 가재를 잡을 때면 배고픔도 잊었다. 가재찌개는 별미였다. 발갛게 익은 가재를 씹어 먹는 맛을 그 무엇으로 표현하랴! 도랑둑에서 때로는 뱀을 잡아 껍데기를 벗겨 구워먹기도 했다. 바짝 구운 뱀 고기는 왕소금 하나면 별미 중 별미가 되었다. 한여름이면 아이들은 밭에 심어 놓은 토마토, 오이, 참외, 수박 등으로 배고픔을 달래며 젊음을 발산하기도 했다. 그리고 뽕나무 밭에서 뽕나무 열매인 오디를 무척이나 많이 따 먹었다. 아이들은 강에 나가서 올갱이를 잡았다. 어머니가 끓여주시는 올갱이국은 맛이 최고! 올갱이국은 물에 된장을 풀고 올갱이와 수제비를 넣어 끓인 것인데 지금은 어디에도 그렇게 끓이는 집이 없다. 또한 강에는 말이라는 수초가 있는데 그것을 뜯어다 말려서 간장, 참기름을 넣고 볶아서 먹으면 최고의 반찬이 되었다. 요즘 김보다 훨씬 맛이 좋았던 것으로 기억된다. 늦여름, 초가을이면 아이들은 각종 과일을 서리하며 낭만을 가슴속에 심었다. 대추, 복숭아, 자두, 밤, 사과, 배 등 온갖 과일을 즐겼다. 설익은 과일도 아이들에겐 문제가 아니었다. 하루는 아주 깜깜한 밤에 배서리를 친구와 둘이서 갔는데 어떤 것이 배인지 몰라 무릎 꿇고 앉아서 하늘을 바라보며 둥근 것은 배, 그렇지 않은 것은 배 잎사귀 하며 배서리 한 기억도 난다. 잘 익은 옥수수와 옥수수 줄기 역시 아이들의 배고픔을 달랠 수 있었다. 옥수수는 아궁이에 굽거나 또는 쪄서 먹었으며, 옥수수 줄기는 껍질을 벗겨 입으로 씹어 단물을 빨아 먹었다. 그리고 가을이 무르익어갈 무렵이면 아이들은 산과 들로 내달렸다. 그곳엔 산머루, 다래, 으름, 보리수나무 열매 등 가을의 정취에 어울리는 각종 열매들이 아이들을 기다리고 있었다. 보리수나무 열매를 따 먹을 때 잎사귀에 있는 쐐기라는 벌레에게 무척 많이 쏘이기도 했다. 벼가 익을 때면 황금벌판에 나가 메뚜기를 잡아 볶아 먹었던 추억이 어제 일처럼 머리를 스친다. 눈 내리는 겨울이 오면 아이들은 화롯불에 고구마, 감자, 옥수수, 밤 등을 구워먹으며 서로의 우정을 확인했다. 그리고 함박눈이 내리면 새덫을 만들어 참새 등을 잡아 화롯불에서 소금 뿌려 석쇠에 구워먹었다. 때때로 아이들은 철사로 올가미를 만들어 산토끼를 잡아 가족들을 보신시키기도 했으며 동네 청년들은 싸이나(청산가리)를 콩알에 조금 넣어 들에 놓아 꿩을 잡기도 했다. 꿩 만두는 지금껏 나의 입맛을 사로잡고 있다. 겨울이면 집집마다 술을 담가 먹었다. 누룩으로 빚은 술을 걸러, 술은 어른들이 마시고 술지게미는 아이들이 사카린을 타서 먹었는데 많이 먹으면 술이 취해 도랑에 빠지기 일쑤였다. 종종 멍멍이에게도 주었는데 멍멍이도 술이 취해 비틀거렸던 기억이 난다. 입맛이 없다며 술에 밥을 말아 드시는 어머니의 모습도 아른거린다. 날씨가 점점 더 추워지면 논으로 나가 미꾸라지를 잡기도 했다. 꽁꽁 얼어붙은 논가 웅덩이 얼음을 깨고 물을 퍼내 흙속에 숨어있는 미꾸라지를 잡노라면 추위는 멀리 달아나고 없었다. 미꾸라지 매운탕은 참으로 맛이 있었다. 얼큰한 그 맛을 언제 다시 맛볼 수 있을까? 설 무렵엔 집집마다 절편, 수수

 헛개나무이야기와 정통벌침봉침4 - 간이 배 밖으로 나오다

부꾸미, 조청, 엿, 술 등을 만들어 먹었다. 꽁꽁 언 떡들을 석쇠에 얹어 화롯불에 구워 조청에 찍어 먹는 맛을 어떻게 글로 표현할 수 있으랴! 배고픔에는 두 가지가 있다. 하나는 육체적인 배고픔이며, 또 다른 하나는 정신적인 배고픔이다. 필자가 어렸을 적엔 비록 육체적인 배고픔은 있었지만 정신적인 배고픔은 없이 살았던 것 같다. 추억, 낭만, 의리, 효도, 우정, 연애 등 지금은 듣기 좀 어색한 단어들이 우리들의 정신적 배고픔을 채워주었던 것이다. 요즘은 육체적 배고픔은 해결되었는데 정신적 배고픔은 한층 더해가고 있다. 이렇게 자연식을 즐기는 것도 그향을 떠나면서 정제된 음식을 섭취하는 것으로 변했다. 라면, 어묵, 떡볶이, 햄, 쏘시지, 계란(시골에서 풀어 키운 토종닭이 낳은 것이 아니라 우리에 가두어 사료를 먹인 닭이 낳은 것), 쌀밥. 고기(역시 사료 먹고 기른 육류) 등등 산업화의 영향으로 먹거리가 충분하게 되었고 사람들의 영양공급이 과하게 되었다. 과한 영영공급은 간에 부담을 준다. 의약품 또한 손쉽게 구할 수 있는 시대이다. 영양공급 과잉으로 인하여 여러 가지 성인병들이 발병하게 되었고, 사람들이 너도나도 약을 복용하게 되었다. 심한 경우 밥보다 약을 더 많이 먹는다는 우스갯소리까지 나올 정도이다. 의약품이면 모든 아픈 것들이 해결된다는 선무당식 믿음으로 인하여 남용하는 경우가 많아졌으며, 실제로 약을 복용하는 것이 생활인 사람도 있다. 결국 의약품 오남용은 간에 상당한 부담을 주게 되고 이로 말미암아 간 기능이 저하되어 신체의 면역력이 떨

어져 잡병들이 다시 판을 치는 빈곤의 악순환이 계속되는 실정
이다. 간 기능이 나쁘면 원인을 제거하면서 공짜벌침과 헛개나
무 달여 마시기를 즐겨야 한다. 이것들은 자연물질이므로 신체
에 나쁜 영향을 미치거나 중독되지 않는다. 약값을 벌기 위해 노
동력을 더 제공하는 것도 아니다. 누구나 쉽게 즐길 수 있는 것
들이니 이 얼마나 고마운 것인가? 이제 간을 괴롭히는 행동을 줄
여야 한다. 간에 부담을 덜어주는 것에 관심을 기울이면서 열심
히 일한 간에게 휴식을 주자!

34. 고정관념, 면역력 증대, 인도여행, 커피 잔과 커피 잔 받침

필자는 여행을 좋아한다. 여행의 종류는 많이 있다. 필자가 좋아하는 여행은 사람들 살아가는 모습을 보는 여행이다. 아름다운 풍경을 많이 보며 눈요기하는 것보다도 사람과 사람들이 부대끼며 살아가는 모습을 보고 느끼는 여행을 으뜸으로 여긴다. 사람 사는 세상이 거기서 거기라지만 나름대로 독특한 철학이나 믿음을 가지고 살아가는 사람들도 있다. 필자는 그들을 통하여, 그동안 어리석음을 마치 최고의 지혜인 양 여기면서 우물 안 개구리처럼 살아온 자신을 돌아보게 되는 삶요기 여행을 좋아한다. 다시 말하면 눈요기 여행보다는 삶요기 여행이 취향이라는 것이다. 우리들은 커피를 즐겨 마신다. 커피를 마실 때면 언제나 아름다운 커피 잔과 커피 잔 받침을 사용해 마시곤 한다. 사람마다 취향이 달라 커피 종류만큼이나 커피 잔과 커피 잔 받침도 다양한 것 같다. 커피 잔과 커피 잔 받침을 살펴보면, 커피 잔은 커피를 담지만 커피 잔 받침은 커피 잔이나 티스푼, 각설탕 등을 올려놓는 용도로 커피를 마실 때 단지 커피 잔을 보조하는 역할만 하는 것으로 알고 있다. 그러나 필자는 그 생각이 잘못된 것이라는 것을 알게 되었다. 인도 서북부 지방을 여행할 때 경험한 것으로 커피 잔과 커피 잔 받침의 역할에 대하여 확실한 용도를 알게 되었다. 지금까지 생각해 오던 일반적인 커피 잔 받침의 용도보다도 정말로 확실한 기능을 발견하고 필자의 한계를 느꼈다. 어느 레스토랑에서 점심을 먹고 커피를 한 잔 마실 때였다. 커피 잔과 커피 잔 받침을 사용하여 커피를 끓여 주었는데 우리나라와 별다른 차이는 없었다. 그런데 필자가 커피를 마실 때 옆자리의 앉아 있던 인도 사람은 커피 잔에 있는 커피를 커피 잔 받침에 다시 부어서 입으로 후후 불면서 마시는 것이었다. 물론 커피 잔 받침의 형태는 약간 오목하게 만들어져 있어 커피가 쏟아지지 않았다. 뜨거운 커피를 식혀서 먹기 위한 그들만의 생활의 지혜라고나 할까. 커피 잔보다는 커피 잔 받침으로 커피를 마시면 뜨거운 커피가 공기와 접하는 면적이 넓어지게 되고 빨리 식으므로, 커피를 마실 때 입을 델 위험이 사라질 것이다. 지금까지 필자가 일반적으로 알고 있던 모든 것들이 필자만의 고정관념에 사로잡힌 편향된 지식은 아닐까? 커피 잔 받침에 커피를 부어서 두 손으로 들고 태연스럽게 커피를 마시던 그 사람의 모습이 가끔씩 되살아나 고정관념에서 벗어나라고 말해주고 있다. 삶요기 여행을 하면서 깨우치는 것은 고정관념의 노예로 살아가는 것을 바로잡을 수 있는 계기가 되어서 유익하다. 삶은 전쟁이라고 말할 수도 있고 평화라고 말할 수도 있다. 어느 쪽이든 삶이란 사람들과의 부대낌이다. 부대낌 속에 깨우침이 있고 감사함이 있는 것이다. 아무튼 필자는 삶요기 여행을 하면서 고정관념이라는 단어를 싫어하게

    헛개나무이야기와 정통벌침봉침4 - 간이 배 밖으로 나오다

되었다. 고정관념이라는 단어가 싫어진 까닭은 사람을 바보로 만들 수 있는 단어이기 때문이다. 우리들이 알고 있는 건강에 대한 것들도 '돈이 먼저다'라는 고정관념의 세상이 만들어낸 것일 수 있다. 고정관념이라는 나무그늘이 때로는 우리들을 죽음으로 몰고 갈 수도 있다. 고정관념을 타파하는 방법은 공짜벌침과 헛개나무 달여 마시기를 즐기는 것이다. 그러면 스스로 느낄 것이다. 누구나 다른 세상이 있다는 사실을 깨우치면 행복한 순간을 가질 수 있다.

35. 한글 ㄱ ㄷ ㅁ ㅡ ㅣ, 술 마시기 놀이, 골치 아픔, 술내기, 숙취해소

술을 마시는 사람들은 늘 숙취에 시달린다. 술을 마실 때는 모르지만 아침에 잠에서 깨어나면서부터 숙취의 시달림을 받아야 한다. 골치 아픔, 속 쓰림, 갈증, 피로, 나른함 등등 숙취의 괴로움이란 과음을 하여 숙취에 시달려보지 않은 사람은 그 고통을 알 수 없다. 필름이 끊어질 정도로 과음을 했다면 숙취의 괴로움 또한 매우 크다. 필자도 젊었을 적에 숙취의 괴로움을 아주 많이 경험했다. 그럴 때마다 콩나물 해장국을 먹기도 하고, 갈증이 날 때는 콜라 1리터를 한 번에 들이켜기도 했다. 때로는 해장국을 먹을 때 쓰린 속을 위해 아침 해장술을 마시기도 하면서 며칠간 술을 계속 마시기도 했다. 젊었을 적에는 '간이 배 밖으로 나왔다'라는 말을 하면서 술을 마시는 친구들과 함께 어울리다 보니 어쩔 수 없었다. 친구들이 좋고, 술이 좋고, 돌파구가 없는 시국에 대한 불만 등이 좋은 안주거리였기 때문이다. 담배연기 자욱한 술집에서 친구들과 어울려 인생을 논하고, 의리를 말하며, 젊음을 과시하던 때였다. 술자리 테이블은 대부분 직사각형이었다. 때로는 원탁형의 테이블도 있었으나 드물었다. 직사각형 모서리를 기준하여 술을 마셨다. 소주, 맥주, 막걸리 등이 술 메뉴의 주를 이루었다. 빼갈, 백주, 국산 양주, 위스키 등도 드물지만 마실 때도 있었다. 우리는 술 마시는 날의 분위기와 기분에 따라 직사각형 술자리 테이블의 모서리에 빈 술병을 세우면서 마셨다.

ㄱ자로 마실까?

ㄷ자로 마실까?

ㅁ자로 마실까?

아니면, ㅡ자로 마실까?

ㅣ자로 마실까?

이렇게 술자리어 참석한 친구들의 의견을 물으면서 술을 마셨다. 원탁형의 술자리에서는 보름달로 마실까? 반달로 마실까? 하며 객기인지 낭만인지 분간하기 어려울 정도로 술을 마셨다. 술이 취하면 ㄱ자로 마실까? ㄴ자로 마실까? 친구와 언쟁을 하기도 했다. ㄱ자나 ㄴ자나 친구의 입장에서 보면 ㄴ자이고 내 입장에서 보면 ㄱ자인 것을 모르고 술에 취해 시답잖은 언쟁을 하는 여유를 즐기기도 했다. 이렇게 무자비하게 술을 가시다 보니 필름 끊어지는 경우도 있었으며, 다음날 아침 숙취의 시달림을 당하지 않을 수 없었다. 숙취가 심하다는 것은 마신 술을 간이 제때에 알콜분해하지 못하기 때문이다. 아무리 건강한 간이라도 술자리 테이블 모서리에 빈 술병으로 한글 쓰기 연습을 하듯이 마셔대는데 버틸 수가 있겠는가? 원하든 원치 않든 술을 과음한 다음날 아침에 헛개나무 갈인 물을 맥주잔으로 두 컵 정도 마시면 숙취해소에 상당한 도움이 된다. 술자리가 있다던 미리 헛개나무 달인 물을 두 컵 정도 마시고 나가는 것도 좋다. 헛개나무 달여 마시기를 즐기기 전과 헛개나무 달여 마시기를 즐긴 이후의 숙취 경험을 비교해보면 아마도 '헛개나무 만세!'를 외칠 것이다. 그만큼 헛개나무 달여 마시기를 즐기는 것이 고맙다는 것이다.

36. 귀농과 귀촌 아이템, 헛개나무를 심다, 양봉

귀농과 귀촌을 원하는 사람들이 늘어나고 있다. 삭막한 도시의 적자생존의 경쟁구조에 환멸을 느낀 사람들이거나 '열심히 일한 당신 이제 쉬어라!'라는 말을 믿고 따르려는 이들이다. 때로는 시골생활에 대한 막연한 기대함과 불안감을 동시에 지니고 이리저리 재면서 헤매기도 한다. 문제는 아이템과 콘텐츠이다. 어떤 아이템으로 어떤 콘텐츠를 개발하여 귀농이나 귀촌을 할 것인가? 이것이 문제의 본질인 것이다. 농촌생활을 제로섬 게임에서 승리하기 위한 것으로 여긴다면 기존의 농촌생활을 이미 완벽하게 하고 있는 사람들에게 패배할 확률이 매우 높다. 오히려 농촌에 이미 정착한 이들로부터 왕다나 무시를 당하여 시골생활에 대한 부정적인 마음이 깊어져 다시 도시로 돌아가고 싶기도 할 것이다. 하지만 새로운 아이템을 선택해 자신만의 콘텐츠를 개발하여 귀농이나 귀촌을 한다면 승산이 있을 수 있다. 필자가 만약 귀농이나 귀촌을 한다면 아이템은 양봉과 헛개나무가 될 것이다. 비교적 값싼 토지에 밀원식물이나 헛개나무를 심을 것이다. 손이 많이 가는 수종도 아니고 농약을 치는 것도 아니다. 그리고 정성스럽게 열매를 따는 수고가 필요한 것도 아니며(헛개나무 열매는 매년 열리는 경우도 있지만 1~3년 정도에 한 번 열리며 헛개나무 열매를 목적으로 한 농사가 아니라 줄기나 가지를 얻기 위한 것임. 열매나 잎을 목적으로 한다면 탐욕에 의해 농약을 칠 수도 있기 때문. 물론 잎이 달린 헛개나무 가지를 얻기 위한 것은 포함될 수 있음) 헛개나무 묘목이 비싼 것도 아니다. 거름만 열심히 확보하여 뿌리고 물만 있으면 실패할 확률이 매우 적다. 벌침용 꿀벌을 기르는 양봉산업과 헛개나무 관련 콘텐츠를 가진 테마파크를 지역별로 형성하여 운영한다면 상당한 효과가 있을 것 같다. 충청도, 강원도, 경기도, 경상도, 전라도, 제주도 등에 지역별 공짜벌침과 헛개나무 테마파크를 설립하여 정통안전남녀공짜벌침 배우기 체험과 헛개나무 관련(헛개나무 구입, 구입한 헛개나무 장작으로 자르기, 장작패기, 헛개나무 숲 걷기, 헛개나무 달이기 체험, 헛개나무 열매 따기 체험 등등) 콘텐츠를 개발하여 운영하다면 상당한 부가가치를 창출할 수 있을 것이다. 헛개나무를 재배하면서 5년 이상 자란 헛개나무 통째로 필요한 사람들에게 판매하면 가짜 헛개나무, 수입 헛개나무, 농약 친 헛개나무 등을 소비자가 걱정하지 않고 안전하게 믿고 구입할 수 있어서 좋겠다. 헛개나무를 매년 수백 그루 이상 심어서 5년 이상 된 헛개나무를 한 그루에 30만 원 정도로 판매하고 천만 가구가 매년 한 그루 정도 소비한다면 연간 3조 원 정도의 농가 부가가치를 창출하게 될 것이다. 소비자들이 직접 식재된 헛개나무를 톱으로 잘라 구매할 수 있으므로 충분히 국산 헛개나무의 위대함을 느낄 수 있을 것이다. 벌침용 꿀벌을 기르는 양봉산업에 대한 농가 소득 증대에 대한 내용은 이미《벌침이야기2-누구나 쉽게 즐길 수 있는》에서 언급해 놓았다.

37. 보완재와 대체재, 공짜벌침과 헛개나무 달여 마시기

공짜벌침과 헛개나무는 보완재이다. 경제용어인 보완재의 뜻은 바늘과 실과 같은 관계라는 것이다. 인간이 이렇게 눈부시게 발전한 것을 따져보면 바늘과 실이 있기에 가능했다. 바늘만 있어도 안 되고 실만 있어도 안 된다. 인간이 체온을 유지하기 위해 옷을 만들어 입을 때 필요한 것이 바늘과 실이다. 물론 옷을 만들어 입는 이유는 체온 유지뿐만 아니라 중요한 곳을 가리려는 목적도 있다. 바늘이나 실이 없다면 옷을 만들어 입을 수 없어 인간이 지구를 정복하지 못했을 수도 있다. 이렇게 중요한 것이 바늘과 실인 것이다. 바늘만 있으면 침이나 가시 박힌 것을 빼내는 기능, 곪은 부위를 터뜨리는 기능, 주사기 기능, 올갱이 삶은 것 속살 빼내 먹기에 사용 기능 등에 사용될 것이다. 또한 실만 있다면 밧줄 만들어 사용하는 기능, 짐을 묶는 기능, 범인을 묶는 끈 기능, 그네 기능 등 한정된 기능으로 실을 사용했을 것이다. 하지만 상호 보완재인 바늘과 실을 함께 사용하면 옷을 만들 수 있고, 수술을 할 때 살을 꿰매는 기능도 할 수 있게 되어 아주 큰 시너지 효과를 얻을 수 있다. 공짜벌침과 헛개나무 달여 마시기를 즐기는 것도 바늘과 실 관계처럼 상호 보완재인 것이다. 따로 있는

 헛개나무이야기와 정통벌침봉침4 - 간이 배 밖으로 나오다

것보다 병행을 하면 시너지 효과가 매우 커서 건강관리를 함에 있어 유익하다. 벌침을 자유롭게 스스로 안전하게 사용하여 머리에서 성기까지, 암에서 에이즈까지 즐길 수 있는 세상이 되었다. 벌침 마니아란 벌침을 자유롭게 스스로 즐길 수 있는 신체조건을 만든 사람이다. 《벌침이야기(개정증보판)과 벌침이야기2-누구나 쉽게 즐길 수 있는》교본 책 속에만 세상에 존재하는 신체벌침 적응 훈련과 남녀성기벌침 적응 훈련을 마치면, 신체에 벌독항체가 만들어져서 벌침을 자유롭게 스스로 안전하게 즐길 수 있는 사람, 즉 벌침 마니아가 될 수 있다. 헛개나무 마니아란 헛개나무 달여 마시기를 즐기는 사람이다. 물론 《헛개나무이야기와 정통벌침봉침4-간이 배 밖으로 나오다》라는 책 속에 있는 헛개나무 달여 마시는 요령을 숙지하고 실제로 행하는 사람이다. 누구나 건강에 관심이 있다면 아주 쉽게 접할 수 있는 것이 공짜벌침과 헛개나무 달여 마시기를 즐기는 것이다. 공짜벌침 즐기기가 거북한 사람은 헛개나무 달여 마시기를 즐기면 될 것이고 헛개나무 달여 마시기를 즐기는 것이 여건상 어렵다면 공짜벌침을 즐기면 될 것이다. 물론 두 가지를 병행하면 더욱 시너지 효과를 볼 수 있다. 그렇다고 벌침과 헛개나무가 대체재라는 의미는 아니다. 간 기능을 향상시킬 수 있는 공짜벌침과 헛개나무 달여 마시기를 즐기는 것은 여러 가지 질병에 대한 원인적 치료의 역할을 할 수 있다. 얼굴에 기미가 낀 여성이 공짜벌침을 즐겨 간 기능을 개선하면 기미를 확 줄일 수 있다. 그런데 계속해서 간을 혹

사시키는 음주, 스트레스, 영양실조, 영양과다, 운동부족, 매연, 영양불균형, 호르몬불균형 등으로 간에 부담을 주는 현대인이라면 공짜벌침을 즐기면서 간 기능 향상에 탁월한 역할을 하는 헛개나무 달여 마시기를 즐겨야 한다. 공짜벌침으로만 모든 불합리한 것들을 해결할 수 없기 때문에 헛개나무 달여 마시기를 즐겨 간 기능을 향상하면 좋다.

38. 헛개나무 줄기, 가지, 뿌리, 잎, 열매

헛개나무의 구성을 보면 일반적인 나무와 마찬가지로 줄기, 가지, 뿌리, 잎, 열매 등으로 되어 있다. 잎과 열매는 1년을 넘기지 못하고 떨어지고 줄기, 가지, 뿌리는 계속해서 자란다. 헛개나무를 관찰해보면 뿌리와 즐기가 연결된 부위 근처에서 곁가지가 돋아나는 것을 알 수 있다. 이런 이유로 집 주위에 헛개나무 몇 그루 심어 놓으면 새로 자라나는 곁가지를 잘라 달여 마실 수 있다. 헛개나무 뿌리는 나무 덩치에 비해 상대적으로 빈약한 것 같다. 그러므로 바람이 세게 불면 뿌리가 뽑히면서 헛개나무가 쓰러지는 일이 다른 나무에 비해 자주 일어난다. 뿌리의 세력이 약하므로 뿌리 부위를 캐어 달여 먹으려면 수고에 비해 효율이 떨어진다. 차라리 헛개나무를 벨 때 큰 줄기 옆에 자라는 곁가지를 남겨두고 큰 줄기만 잘라 수확을 하는 편이 경제적일 수도 있지만 새로운 묘목을 다시 심을 수도 있다. 이는 뿌리를 전부 캐어 운반하여 세척하고 자르는 필요한 노동력이 만만치 않다는 것이다. 헛개나무 줄기, 가지, 뿌리를 달여 마실 때 각각을 따로 달여 마시는 것이나, 서 가지를 함께 넣고 달인 것이나 차이를 발견할 수 없었다. 그냥 뿌리만 있다면 뿌리만 넣고 그렇지 않다면 줄기와 가지를 함께 넣고 달여 마시면 된다. 열매는 줄기나 가지에 비해 성분이 진하므로 달여 마실 적에는 줄기나 가지를 달여 마시는 것보다 양을 절반 수준으로 넣고 달여 마시면 된다. 헛개나무 역시 공짜벌침처럼 욕심을 내서 달여 마시면 안 된다. 세상 모든 것들은 과유불급의 법칙에서 벗어나지 못하기 때문이다. 종종 건강이 좋지 않은 사람들이 빨리 회복하고픈 심정에서 욕심을 내는 경우를 보았다. 과하면 모자람만 못하므로 반드시 주어진 적당량을 달여 마셔야 한다. 필자가 《벌침이야기》 책을 출간하여 누구나 자유롭게 스스로 안전하게 머리에서 남녀성기까지 암에서 관절염, 디스크, 전립선비대증, 당뇨병, 고혈압, 뇌졸중 등등 모든 질병을 다스릴 수 있는 방법을 일반인들에게 제시했는데, 욕심을 내는 사람들이 많이 있었기 때문에 헛개나무 달여 마시기 역시 적당량을 초과하면 오히려 약이 아니라 독이 될 수도 있다. 물론 간에 기별이 갈 정도로 달여 마셔야 한다. 그 방법은 《헛개나무이야기》 책 속에 공개된 헛개나무 달여 마시는 요령대로 적당량을 달여서 복용하는 것이다. 공짜벌침 대중화 운동을 하면서 필자가 강조하는 것이 있다. 반드시 절차에 따라 믿고 따르라는 말이다. 본인 스스로 아무렇게나 판단을 하여 욕심을 내서는 효과를 보기 어렵고 오히려 역기능이 있을 수 있다. 새털같이 많은 세월인데 뭐가 그리 급한가. 죽을 때까지 공짜벌침과 헛개나무 달여 마시기를 즐겨야 할 텐데 말이다.

   헛개나무이야기와 정통벌침봉침4 - 간이 배 밖으로 나오다

39. 명현반응, 자반고등어

　신체에 이물질이 들어가면 어떤 반응이 나타난다. 건강에 이로운 쪽으로 나타나면 명현반응이라고 하고 나쁜 쪽으로 나타나면 이상반응이라고 한다. 인삼을 먹고 화끈거리는 기분이 들면 명현반응이라고 하고 사약을 먹고 피를 토하는 현상은 이상반응인 것이다. 공짜벌침에 대한 명현반응은《벌침이야기》책 속에서 언급했으므로 헛개나무 달여 마시기를 즐길 때 나타나는 명현반응에 대한 것을 말하려고 한다. 초보자가 헛개나무 달여 마시기를 하면 얼굴이 약간 화끈거리는 느낌이 가볍게 든다. 때로는 얼굴이 약간 부은 것 같은 느낌이 들기도 한다. 간 기능이 약한 사람은 종종 얼굴에 홍조를 띤 것처럼 얼굴색이 환해지기도 한다. 또한 괜히 기분이 좋아지는 느낌이 들 때도 있다. 이런 증상들이 헛개나무 달여 마시기를 할 때 나타나는 명현반응이다. 간 기능이 제대로 작동되어 깨끗한 피가 전신에 공급되기 때문에 명현반응이 나타나는 것이다. 아침에 일어나기 힘들었던 사람도 제법 거뜬하게 일어날 수 있다. 우측 상복부의 약간 거북했던 느낌도 사라지는 것을 알 수 있으며, 왠지 부어 있었던 것 같은 간 부위의 느낌도 줄어든 기분이 된다. 변비와 오줌을 누는 양도 많이 개선

된다. 무엇보다도 '세상에 이런 나무가 있었구나!'라고 감탄사를 연발하게 될 것이다. 물론 간 기능이 완벽했던 사람들이야 헛개나무 달여 마시기의 매력을 민감하게 인식할 수 없겠으나 격무에 시달리고, 술에 찌들고, 간에 지방이 많이 끼어 있는 사람이 느끼는 감정은 정말로 위대한 나무가 헛개나무라는 사실을 알게 된다. 특히 황달로 인하여 얼굴이 누렇게 되거나 얼굴색이 어두운 사람이 열심히 꾸준히 헛개나무 달인 물을 마신다면 검은 눈동자와 얼굴색이 밝게 변하는 것을 본인이 직접 거울을 통해 확인할 수 있게 된다. 헛개나무 달여 마시기를 하여 놀라운 효과를 스스로 경험하게 된다면 헛개나무 마니아가 될 것이다. 어디를 가나 헛개나무 달여 마시기에 대한 이야기를 할 것이며, 등산을 하면서 무심하게 지나쳤던 나무들을 유심히 관찰하게 되고, 헛개나무가 존재하고 있는지에 대하여 세심한 관심을 기울이면서, 그동안 나무들을 바라보던 관점이 미관을 우선시하던 것에서 기능적으로 바뀌게 된다. 다시 말해 경치 좋은 동양화적인 풍경보다는 헛개나무가 살고 있는 골짜기에 대한 그리움으로 머릿속이 가득 차게 될 것이다. 필자는 여기저기 산을 다닐 때 항상 헛개나무가 살고 있는지 여부를 확인한다. 헛개나무의 습성을 알고 싶어서 그런 행동을 하는 것이다. 능선보다는 골짜기, 골짜기 중에서도 습도가 비교적 높은 곳, 그리고 바람이 세게 불지 않는 곳과 토양이 낙엽 등으로 영양분이 충분한 곳에 헛개나무가 존재하는 것을 확인할 수 있었다. 이렇게 헛개나무 자생지에 대한 관심을 가지는 것 역시 대표적인 헛개나무 달여 마시기를 즐기는 것에 대한 명현반응인 것이다. 머리카락이 가늘어졌던 사람은 언젠가부터 머리숱이 많아진 기분이 든다. 머리카락이 굵어지고 힘이 세져서 볼륨업이 된 것이다. 샤워를 할 때 화장실 바닥에 빠진 머리카락 숫자가 확연히 줄어든 것도 명현반응이다. 퇴근하여 소파에 드러눕는 것이 일과였던 사람이 앉아서 야구경기를 보는 것 역시 헛개나무 달여 마시기의 명현반응이라 할 수 있다. 간이 정상화되고 있다는 증거이다. 어릴 적 자반고등어를 좋아했다. 해가 뉘엿뉘엿 서산을 넘어가려고 할 때면 마을 아낙들은 장터에서 산 생필품을 한보따리 머리에 이고 한 손에는 석유기름 한 병(소주 됫병), 다른 한 손에는 새끼줄로 동여맨 자반고등어 한 손을 들고서 집으로 가벼운 발걸음을 재촉했다. 빨리 집에 가서 식구들의 저녁식사를 준비해야 했으므로 아낙들의 발걸음은 여유로울 수가 없었다. 요즘처럼 가스레인지가 있는 것도 아니니, 아궁이에 불을 지펴 혼자서 밥과 반찬을 준비하는 형편이므로 음식준비를 하는 것은 그야말로 커다란 행사였다. 때로 마른 나무가 없는 경우에 시퍼런 소나무 가지를 아궁이에 넣고 입으로, 부채로 아궁이를 불고 부치며 음식 장만을 했다. 굴뚝에서 나오는 연기가 많이 보일수록 아궁이 나무의 상태가 좋지 않다고 생각하면 된다. 게으른 남편이 질 좋은 마른 나무를 준비해주지 않기 때문이기도 했다. 장날은 특별히 자반고등어 한 손이 밥상에 오르는 날이었다. 냉장고가 보급되기 전 대부분 생선들은 소금에 절인 상태로 유통되었다. 그리고 서민들이 가장 쉽게 사먹을 수 있는 생선은 고등어, 꽁치, 동태, 이면수어 등이었다. 물론 모두가 소금에 절인 것들이었다. 무, 감자, 고추장, 마늘, 대파 등을 넣고 졸인 자반고등어는 온 가족이 밥을 두 그릇씩이나 먹게 만들었다. 짭짤한 자반고등어 맛은 그 어떤 반찬보다도 입에 맞았다. 알콜성지방간이라는 진단이 내려지면 담당 의사는 짜고, 맵고, 지방이 많이 들어있는 음식들은 가급적 줄여 먹으라고 한다. 그러면서 자반고등어, 멸치 볶음, 붉은색 고기 등이 조심해야 할 음식이라고 한다. 물론 술을 6개월 이상 금주해야 한다는 말도 잊지 않는다. 처음 10일 정도는 조심을 한다. 하지만 젊은 나이에 사람 사는 세상에서 술을 마시지 않는다는 것은 사회생활을 접으라는 말이나 마찬가지고, 어린 시절 입맛을 사로잡았던 자반고등어 같은 것을 삼가라는 것은 반찬을 먹지 말라는 의미와 같다. 대부분의 사람들이 지방간(비알콜성, 알콜성) 진단을 받으면 초기 며칠간을 음식이나 운동 등에 상당한 신경을 쓰지만 직장생활을 하면서 잦은 회식, 비즈니스 술자리와 각종 친목모임 등으로 인하여 초기 결심이 유야무야되는 형편이다. 지금도 자반고등어를 좋아한다. 하지만 전보다 자주 먹지는 않는다. 지방간에는 약이 없다고 한다. 운동과 음식조절(금주, 쌀밥 줄여 먹기), 그리고 금연 같은 것을 하는 것이 그나마 좋다고 한다. 틀린 말은 아니지만 분명한 것은 공짜벌침과 헛개나무 달여 마시기를 즐긴다면 지방간은 사라질 것이다. 물론 원인을 제거하려는 노력도 필요하겠다. 직장

생활을 하는 사람들 중 많은 사람들이 지방간을 가지그 있다. 당
장 공짜벌침과 헛개나무 달여 마시기를 생활화해야 한다. 따지
지 말고 즉시!

40. 오감으로 헛개나무 체험하기

인간은 오감을 지니고 있다. 시각, 청각, 미각, 후각, 촉각 등이 그것이다. 눈으로, 귀로, 입으로, 코로, 피부로 사물을 느낄 수 있는 능력을 지닌 것이다. 헛개나무를 체험하는 것도 오감을 이용하여 할 수 있다. 먼저 시각적인 체험이다. 헛개나무 장작을 쪼개지 않고 적당한 길이로 잘라서(한 뼘 길이, 20센티 정도) 집안의 눈에 잘 띠는 곳에 쌓아 놓거나 굵은 헛개나무 줄기를 1m 정도로 잘라 거실 구석 모서리 부위 같은 곳에 장식품처럼 벽에 기대게 세워 놓는 것이다. 물론 껍질을 벗기지 않고 깨끗하게 플라스틱 솔 같은 것으로 박박 문질러 청소를 한 상태로 장식해 놓는다. 이렇게 하면 시각적으로 헛개나무가 주거 공간에 장식되어 있는 이유를 늘 생각하게 되고, 그러면서 자신의 간 건강관리에 대한 관심이 증가되어 함부로 간에 해로운 행동을 하지 않게 된다. 매일 마시던 술도 자신의 건강을 위하여 쉬면서 마시려고 할 것이고 또한 금주나 금연을 하려는 마음이 들기도 할 것이다. 이것이 시각적으로 헛개나무를 체험하는 방법이다. 이외에도 잔가지를 적당한 길이로 잘라(전지가위, 톱, 손도끼 등을 사용하여) 깨끗이 씻어 적당한 용기(구멍이 뚫린 플라스틱 용기 등)에 담아 눈에 잘 띠는 곳에 보관해 둬도 시각적인 헛개나무 체험하기가 된다. 청각적인 헛개나무 체험하기

 헛개나무이야기와 정통벌침봉침4 - 간이 배 밖으로 나오다

방법은 거실 소파 옆이나 탁자 위에 시각적인 헛개나무 체험하기를 위해 헛개나무 장작을 쌓아 놓은 것을 양손으로 들어 숙성상태를 매일 확인하며 두 개의 장작을 서로 쳐서 소리를 감상하는 것이다. 그러면 숙성의 정도에 따라 그 소리가 달라지는 것을 느낄 수 있다. 청각적인 헛개나무 체험하기를 하면 헛개나무의 소중함을 늘 느끼게 되어 역시 자신의 건강관리에 대한 깊은 관심을 기울이게 된다. 미각적인 헛개나무 체험하기는 잘 숙성된 줄기, 가지를 적당량 넣고 달여 마시는 것이다. 대표적인 헛개나무 체험하는 방법이므로 별도로 그 내용을 이 책에서 소개하고 있다. 헛개나무 넣는 양, 물의 양, 달이는 시간, 달이는 방법, 마시는 방법 등에 대해 누구나 쉽게 접할 수 있도록 다루었다. 후각적으로 헛개나무 체험하는 방법은 거실 등에 숙성되고 있는 헛개나무 장작이나 가지를 매일 코로 냄새를 맡아보는 것이다. 코로 헛개나무의 은은한 향기를 직접 체험하게 되면 조금은 어색한 헛개나무 향기와 친근해질 수 있으며 헛개나무 피톤치드를 폐로 섭취하여 간으로 보낼 수 있다. 또한 헛개나무를 달일 떠는 집 밖보다는 집 안에서 달여 식구들이 코로 헛개나무 달일 때 나오는 수증기를 맡게 한다. 마지막으로 촉각적인 헛개나무 체험하기이다. 거실에 숙성되고 있는 헛개나무 장작이나 가지를 항상 만져봄으로써 헛개나무 장작이나 가지의 잘린 단면, 껍질 부위를 촉감으로 느껴 언제 어디서든지 헛개나무를 구분할 수 있는 실력을 갖춘다면 헛개나무가 없어서 달여 마시지 못하는 우를 범하지 않을 것이다. 또한 헛개나무를 시장 등에서 구입할 때 엉뚱한 나무를 구입하는 실수를 범하지 않게 된다.

41. 술이 생활이다, 심근경색, 뇌졸중, 통풍, 오십견, 범인은 지방간

　성인이 되면 대부분의 사람들은 술을 마시게 된다. 몇몇 사람들은 술을 마시지 않지만(종교적인 이유, 체질적인 이유, 질병 때문에) 나이가 들면 대부분 술을 마시게 된다. 아주 어렸을 적에는 아버지 술심부름을 하면서 주전자의 술을 몰래 마셨다. 부족한 것은 샘물로 채우면 해결되었다. 시골에서 막걸리를 집집마다 빚어 마시기도 했다. 술지게미에 물을 붓고 사카린을 타서 마시기도 했다. 밥맛이 없을 적에 어머니들은 막걸리에 밥을 말아서 먹기도 했다. 초등학교 입학하기 전부터 술을 대하는 것이었다. 청소년기에는 소풍갈 때, 수학여행갈 때 술에 대한 호기심으로 소주를 몰래 마시기도 했다. 대학생활은 술 생활이 아니면 운동권 생활이라고도 했다. 술값이 부족하면 책가방을 맡기고서라도 친구들과 어울려 술을 마셔야 했다. 암울한 사회에 대한 돌파구를 술에서 찾으려고 했던 것이다. 요즘은 민주화가 되어 암울한 사회를 안주로 술을 마시는 학생들이 없다. 군대 시절 역시 술을 빼놓을 수 없었다. 싼 술값 때문인지 수통에 술을 담아서 야외훈련을 나가는 병사들도 있었다. 직장생활도 마찬가지다. 회식, 비즈니스, 스트레스 해소, 전출, 승진 등을 핑계로 술을 마셔

　헛개나무이야기와 정통벌침봉침4 - 간이 배 밖으로 나오다

야 했다. 아마도 직장인들 절반 정도는 알콜성지방간 진단이 나올 것 같다. 주위 환경이 술을 마시지 않으면 안 되게 한다. 특히 남성들이 여성들보다 술을 마실 기회가 많다. 요즘은 여성들의 사회적 진출로 인하여 여성들도 점점 더 술을 마실 수 있는 기회가 늘어나는 추세이다. 술을 마실 수 있는 식당 같은 곳에 여성 손님들이 더 많이 보이기도 한다. 제사를 지낼 때 음복을 비롯하여 명절, 장례식, 결혼식, 집들이, 돌잔치, 회갑연, 생일, 승진기념, 퇴직기념, 입사기념, 동창회, 동문회, 체육대회, 야유회, 약혼식 등등 모든 모임 대 술이 필요한 사회에 우리는 살고 있다. 이러는 동안 간에 지방이 축척된다. 간에 지방이 쌓이면 간의 혈액여과 기능은 확 줄어들 것이고 그러면 영양가 높은 맑은 혈액이 아닌 덜 걸러진 지저분한 혈액이 인체 구석구석에 공급되니 늘 피곤하고, 자신감이 사라지고, 발기력이 저하된다. 이런 이유로 성인이라면 공짜벌침과 헛개나무 달여 마시기를 누구나 즐겨야 한다. 바이러스성이나 세균성 간질환은 공짜벌침이, 지방간에 의한 간질환은 헛개나무 달여 마시기를 즐겨 물리쳐야 한다. 우리 몸을 병들게 하는 원인은 지방간이라고 해도 그다지 틀린 말이 아니다. 간에서 지저분한 잡물질을 걸러주지 못하면 혈관 벽에 노폐물이 쌓이고, 통풍이나 오십견이 오고, 심근경색과 뇌졸중에 걸리는 것이다. 즉 지방간이 주범이다. 간에게도 할 말이 있다. 자신은 최선을 다해 자신의 맡은 바 임무를 성실히, 밤낮 가리지 않고 수행했는데 지방간이 생겨 모든 발병 원인을 뒤집어

쓰니 억울하다는 것이겠다. 지방간을 생기게 하는 것은 간 책임이 아니다. 인간의 욕심 때문이다. 쌀밥을 탐하고, 술을 과음하고, 담배를 피우고, 자동차 매연에 시달리게 하여 간을 괴롭히니 제아무리 튼튼한 간이라도 어쩔 수 없이 그 기능이 저하될 수밖에 없다. 간이 범인이라고 생각하는 것은 무리라는 것이다. 하지만 일단 지방간이 문제이니 간이 누명을 뒤집어쓴다. 심근경색, 뇌졸중, 오십견, 통풍, 동맥경화, 고혈압 등을 치료하려면 먼저 지방간부터 공짜벌침과 헛개나무 달여 마시기를 즐겨서 처치하는 것이 순리이다. 사람들이 간을 욕하지만 필자는 간에게 동정표를 던지고 싶다. 인간 스스로 욕심을 내어 간을 괴롭혀 놓고 간이 망가지니 간이 주범이라고 한다.

 헛개나무이야기와 정통벌침봉침4 - 간이 배 밖으로 나오다

42. 핵폭탄주, 술을 이기려는 사람들, 헛개나무,
오리나무

    치킨게임이 있다. 누가 더 오래 버텨 깡다구가 센지를 가리는
게임이다. 기차 철로에 머리를 베고 누워 기차가 가까이 다가올
때 늦게 피하는 쪽이 이기는 게임도 그중의 하나이다. 사람들이
즐겨 마시는 폭탄주 역시 치킨게임에서 유래된 것 같다. 먼저 취
하는 쪽이 술값을 계산하는 술값내기 게임에서 시간을 줄이기 위
해 술을 섞어 마시던 것이 폭탄주 문화를 유행시켰다. 폭탄주를
만들어 마실 때 상대방보다 먼저 취하지 않아야 했으므로 상당한
정신력을 가지고 있어야 된다. 정신력만 믿고 폭탄주 마시기에
참여했다가는 급성알콜중독에 걸려 사망할 수도 있다. 폭탄주를
만드는 요령은 양주(위스키)잔에 양주를 따라서 맥주가 8할 정도
채워진 맥주잔에 집어넣고 한 번에 마시는 것이다. 요즘은 마시
는 맥주에 간을 맞추듯이 양주(위스키)잔 대신에 소주잔에 소주
를 따라서 맥주잔에 집어넣고 한 번에 마시기도 한다. 소맥 폭탄
주인 것이다. 양주로 만든 폭탄주보다 인간적인 맛이 묻어난다.
몰지각한 사람들이 핵폭탄주를 만들어 마시기도 한다. 맥주잔에
양주(위스키)를 8할 정도 채우고 양주(위스키)잔에 맥주를 따라
서 양주를 따른 맥주잔에 집어넣고 한 번에 들이켜는 것이다. 시

간에 쫓기는 현대인들이 승부를 빨리 결정하려고 만들어 마시는 것이 핵폭탄주이다. 핵폭탄주는 3잔을 연달아 마시기가 어려우므로 승부가 금방 날 수 있는 장점이 있지만 어설픈 술꾼들은 급성알콜중독으로 사망할 수도 있으니 되도록 삼가는 것이 좋다. 폭탄주 문화가 간을 매우 피곤하게 만들고 있다. 도수 차이가 나는 술을 짬뽕해서 마시면 아세트알데히드라는 골치 아픈 숙취 유발물질이 더 많이 만들어진다고 한다. 간을 괴롭히는 것은 자신의 생명을 단축시키는 것이다. 술꾼들이 멀리 해야 할 것이 폭탄주 문화이다. 술은 끈기 있게 마시는 것이 아니다. 어제 마셨으면 오늘과 내일 쉬어야 간이 정신을 차릴 수 있다. 소주를 마실 때 손가락으로 간장을 찍어 맛을 보듯이 소주 1잔을 마시는 것과 한 번에 소주 1잔을 마시는 것 중에서 전자가 간에 부담을 더 준다는 말도 있다. 이유는 간이 정신을 차리지 못하게 찔끔찔끔 쉬지 않고 술을 분해시키게 하므로 간에 부담을 주게 되어 더 빨리 취하게 만든다. 폭탄주, 술값내기 등을 하고 싶은 사람이 있으면 아무것도 따지지 말고 그냥 헛개나무 달여 마시기를 즐겨야 한다. 그렇지 않으면 술집에서 객사할 수 있다. 술을 이기려는 사람들이 있다. 객기로 그런 행동을 하지만 인간의 신체구조로는 절대로 술을 이길 수 없다고 한다. 정말로 술을 이기고 싶으면 공짜 벌침과 헛개나무의 도움을 받아야 한다. 술을 이겨보려고 도전장을 냈다가 저세상으로 간 사람들이 많이 있다. 불가능한 일을 계속하는 어리석음은 사람들로부터 손가락질을 받게 된다. 하지만 술친구가 자꾸만 술을 마시자고 하며 귀찮게 한다면 공짜벌침과 헛개나무 달여 마시기를 즐기면서 적당한 날을 잡아 술친구를 술로 제압해라. 다시는 술 다시자고 귀찮게 하지 않을 것이다. 술이 정말로 세다는 것을 보여주면 창피해서 술 마시-고 하지 않을 것이기 때문이다. 필자도 종종 이 방법을 쓴 적이 있다. 그랬더니 내용도 모르고 필자에게 술고래라는 소문이 나기도 했지만 심오한 뜻을 모르는 이들이 지어낸 말에 신경을 쓰지 않고 살고 있다. 정신력과 공짜벌침, 헛개나무 달여 마시기를 즐기는 것만 있으면 아무리 술이 선 사람도 먼저 혀가 돌아가게 할 수 있다. 70년대 초반에 산림녹화사업의 일환으로 민둥산에 오리나무를 많이 심었다. 이 산 저 산에 오리나무를 심었다. 헛개나무를 구하기가 어려운 사람들은 오리나무를 헛개나무 달여 마시기 방법처럼 즐겨도 유익하다. 오리나무는 헛개나무의 절반 수준의 효과를 지니고 있다. 숙취해소에 조금이나마 효과가 있는 것이다.

43. 당뇨병과 황달

중년의 사내를 만났었다. 눈동자가 검지 않았다. 그렇다고 서양인들처럼 푸르지도 않았다. 누렇게 변한 눈동자였다. 앞에서 언급한 것처럼 간이 부실해지면 황달이 찾아오고 눈동자가 누렇게 된다. 그는 심한 당뇨병을 앓고 있다고 했다. 당뇨병이 있고 간이 부실하다면 혈액순환 장애를 반드시 개선해야 한다고 말을 해주면서 공짜벌침과 헛개나무 달여 마시기를 즐기는 것을 생활화하라고 했다. 물론 인근 벚나무에서 꿀벌 4마리를 잡아 즉석에서 벌침 맛을 보여주었다. 하지만 중년의 사내는 몇 해 전에 저세상으로 갔다. 필자는 중년의 사내가 죽은 이유를 추정할 수 있었다. 공짜벌침과 헛개나무 달여 마시기를 즐기는 것을 필자가 권했지만 행하지 않았다. 그의 미망인에게 장례식장에서 들은 이야기에 의하면 술과 담배를 계속 즐겼다는 것이다. 살고 싶은 의지가 없었던 것인지, 순간의 즐거움이 더 중요하다고 믿는 철학을 가진 것인지, 이미 죽었으니 알 수가 없다. 간이 부실해 황달과 누런 눈동자가 나타난다고 한다면, 간을 정상적으로 돌려놓으면 황달과 누런 눈동자는 사라지는 것 아니겠는가? 필자가 주장하는 원인적 치료법이다. 질병이 있다면 반드시 그 질병에 대한 발병 원인이 존재할 것이다. 발병 원인을 제거하지 않고, 나타난 현상만을 위한 치료는 의미가 없다. 임시대책인 것이다. 임시대책보다는 근본대책을 세워야 질병이 재발하지 않게 된다. 간건강을 되살리기 위해 필자가 중년의 사내에게 공짜벌침과 헛개나무 달여 마시기를 즐기는 것을 생활화하라고 했던 것이다. 물론 술과 담배도 즉시 중단하라고 말해주었다. 하지단 그는 행하지 않았고 죽었다. 중년이라면 앞으로 살날도 많은데 언제 죽을지 모르는 나이 많이 드신 노인들처럼 '담배와 술을 끊는 스트레스를 받는 것보다 담배와 술을 끊지 않고 스트레스를 받지 않겠다'는 그럴 듯한 자체 견적을 내세웠던 것이다. 당뇨가 심한 사람은 헛개나무 달여 마시기를 즐길 때 반드시 혈당관릐를 하면서 즐겨야 한다. 또한 욕심을 내지 말고 자신의 건강상태에 맞는 양을 찾아 복용해야 한다. 헛개나무의 과당 성분이 혈당을 오히려 높게 할 수도 있기 때문이다.

44. 국민을 상대로 한 살인행위, 벌에게 쏘였을 적에 응급조치 요령

한심하지만 무서운 정보가 있다. 인터넷에 떠도는 벌에게 쏘였을 적에 응급조치 요령이라는 것이 그것이다. 내용을 살펴보면 벌에게 쏘였을 적에는 신용카드 같은 도구를 사용하여 몸에 박힌 침을 긁어서 제거하라고 한다. 참으로 한심하고 위험한 내용이다. 벌에게 쏘였을 적에는 쏘이자마자 즉시(0.5초 이내, 가장 빠르게) 몸에 박힌 침을 손톱으로 긁어서 제거해야 벌독이 몸속으로 과하게 들어가지 않아 낭패를 당하지 않게 된다. 신용카드 같은 도구를 사용한다면 주머니에서 지갑을 꺼내 신용카드를 찾아 긁는 데만 해도 시간이 많이 걸린다.(수십 초, 또는 야외에서 신용카드가 준비되어 있지 않으면 집까지 가야 하므로 몇 분에서 몇 시간 걸림) 그러는 동안 벌독이 과하게 몸속으로 들어가서 사망하거나 치명적인 낭패를 당하게 된다. 즉 벌에게 쏘였을 적에는 침을 빼내는 도구의 문제가 아니라 몸에 박힌 침을 가장 빠르게 빼낼 수 있는 방법이 문제이다. 가장 빠르게 침을 제거할 수 있는 방법은 인간이라면 항상 몸에 지니고 다니는 자신의 손톱을 사용하여 따가운 곳에 박혀 있는 침을 즉시 긁어서 제거하는 것이다. 이런 잘못된 벌침 상식 때문에 지금까지 많은 국민들이 벌

　헛개나무이야기와 정통벌침봉침4 - 간이 배 밖으로 나오다

에 쏘여서 사망하거나 병원 응급실에 실려 간 것으로 여겨진다. 필자가 인터넷에 떠도는 벌에게 쏘였을 적에 응급조치 요령 기사를 볼 때마다 해당기사를 올린 사람에게 논리적으로 댓글이나 쪽지 등을 몇 년째 올리고 있으나 아직도 잘못된 기사가 나오고 있다. 필자가 관련 부서에 제안을 했으나 손톱으로 긁으면 감염의 위험이 있다며 제안을 무시하는 것이었다. 하지만 반론을 해주었다. 이 구멍 저 구멍에, 이 사람 저 사람이 손으로 만지면서 쑤시던 신용카드가 더 지저분한 것인지 아니면 하루에 최소한 3번 정도를 씻는 손이 지저분한 것인지 판단해 보라고 했다. 신용카드는 평생 샤워 한 번 하지 않는데 어째서 손이 감염의 위험이 있다고 하는 것이냐고 말해주었다. 그리고 벌에게 쏘였을 적에 쏘이자마자 즉시 손톱으로 긁어서 침을 제거하면 벌침이 피부 속으로 들어가는 양이 병아리 오줌 정도도 되지 않아 감염의 위염이 없다는 말도 해주었다. 필자가 이런 일들을 겪으면서 보이지 무서운 음모세력들이 존재하고 있는 것이 아닐까 하는 생각이 들기도 했다. 즉 벌에게 쏘였을 적에 신용카드를 사용하여 침을 제거하라는 것은 치명적인 낭패를 당하게 하거나 사망하게 할 수도 있는 것이다. 그렇다면 그런 사고가 일어났을 때 어떤 세력들이 이득을 취하는 것일까? 응급실이나 장례식장 매출이 높아질 것이다. 해괴한 잘못된 상식 하나가 국민들을 죽음으로 내몰 수도 있다. 더 이상 벌에게 쏘였을 적에 응급조치 요령이라 하여 신용카드를 사용하라는 잘못된 상식을 퍼뜨리지 말기 바란다. 공짜벌침 대중화 운동을 하면서 느낀 점이 있다면 벌침의 효능이 너무 좋다 보니 벌침 음해세력(공짜벌침을 국민들이 자유롭게 스스로 즐기면 손해를 본다고 믿는 세력)이 안달이 나서 공짜벌침을 방해하려고 했다. 혹시 그런 벌침 음해세력들이 벌에게 쏘였을 적에 손톱으로 즉시 침을 빼내면 사람들이 낭패를 당하지 않으니까 신용카드로 침을 제거하라고 하여 치명적인 낭패를 당하게 만들어, 언론 등에서 호들갑을 떨게 하여 국민들이 벌침에 대한 공포심을 갖도록 하려는 정말로 무서운 음모는 아니기를 바란다. 그러면 천벌을 받을 것이다. 그런 행동은 전 국민을 상대로 한 살인행위나 다름이 없다. 때로는 그런 자료를 올린 자에게 직접 실험을 해보라고 했다. 그 역시 즉시 손톱으로 침을 긁어서 빼낼 것임을 확신한다. 왜냐하면 목숨은 누구나 하나밖에 없기 때문이다. 이 책을 기준으로 더 이상 잘못된 벌침 상식 때문에 목숨을 잃는 국민들이 생겨나지 않길 바랄 뿐이다. 불순한 의도를 가지고 잘못된 벌침 상식을 퍼뜨리려는 자가 있다면 국민들이 용서하지 않을 것이며 대를 이어 지탄을 받게 될 것이다. 정통안전남녀공짜벌침을 즐기는 요령도 손톱기술이다. 벌침을 놓자마자 즉시 손톱으로 몸에 박힌 침을 긁어서 빼내는 것이다. 더 이상 말을 하는 이가 있다면 뱀에게 다리나 달아 주라고 핀잔을 줄 것이다. 어느 분야든 사이비 세력들이 있다. 낚시꾼들이 눈먼 고기를 낚시하듯이 사이비 세력들이 선량한 국민들을 돈을 노려 꼬드기고 있는 세상이므로 뭐든지 정통이 아니면 무시하는 용기가 필요

 헛개나무이야기와 정통벌침봉침4 - 간이 배 밖으로 나오다

할 것이다. 벌침 음해세력이 있는 이유는 벌침이 너무 좋은 효능을 지니고 있기 때문이다. 필자가 《헛개나무이야기와 정통벌침 봉침4-간이 배 밖으로 나오다》를 출간하면 헛개나무 음해세력이 나타나지 않을까 하는 걱정이 들기도 했다. 헛개나무 달여 마시기 역시 너무 좋은 효능을 지니고 있으니까.

45. 감기를 달고 사는 사람들, 콜록콜록

연례행사처럼 감기를 달고 사는 사람들이 많다. 감기에 걸리면 감기약을 사먹는다. 속말에 '감기는 약을 먹으면 7일 만에, 약을 먹지 않으면 일주일 만에 낫는다'고 했다. 속말이라는 것은 많은 사람들에게 회자되는 말이다. 많은 사람들에게 회자되는 이유는 그 말이 어느 정도 일리가 있다는 것을 방증한다. 많은 사람들이 공감하는 내용이라야만 속말로 대접을 받게 되는 것이다. 억지로 만든다고 속말이 되는 것이 아니다. 민초들이 인정해야만 되는 것이다. 민간요법 또한 이러하다. 바로 민초들이 실제로 해보고, 효과를 본 것을 전승한 것이 민간요법이다. 현대 의약품이 원숭이, 쥐 같은 동물을 대상으로 임상실험을 주로 한다면, 민간요법은 수천 년 동안 민초들이 스스로 임상을 해서 효과를 보고 입소문으로 내려오는 것이다. 그러므로 민간요법은 매우 중요한 정보인 것이다. 감기 바이러스에 노출된 사람 모두가 감기에 걸리는 것이 아니다. 감기 바이러스에 노출이 되었어도 면역력이 강한 사람, 즉 '간이 배 밖으로 나온 사람'은 감기에 잘 걸리지 않는다. 하지만 '간뎅이가 부은 사람', 다시 말해 지방간 등으로 간 기능이 부실하여 면역력이 약해진 사람은 감기에 걸린다.

공짜벌침을 즐기면 감기에 잘 걸리지 않는다. 이유는 벌독이 강한 항균능력으로 감기 바이러스를 죽이고 면역력을 키워주기 때문이다. 그런데 벌침을 즐기는 사람 중에서도 감기에 걸리는 사람이 있다. 바로 비알콜성지방간을 가지고 있는 사람이다. 비알콜성지방간은 밥을 많이 먹거나 스트레스 내성이 약한 사람들에게 나타나는 질병이다. 반면에 알콜성지방간은 술을 많이 즐기는 사람들에게 나타나는 간질환이다.

"간수치는 정상으로 나오는데 지방간이 있을 수 있나요?"

"그렇습니다. 간수치는 참고사항일 뿐 완벽한 간을 지녔다고 보증을 하지 않습니다."

숫자의 노예로 살아가는 사람들이 있다. 숫자는 숫자일 뿐이다. 감기를 연례행사처럼 치르는 사람이 있다면 이것저것 따지지 말고 그냥 공짜벌침과 헛개나무 달여 마시기를 즐겨야 한다. 이것들은 누구나 쉽게 즐길 수 있는 방법이므로 따지지 말고 행하라. 더군다나 돈이 많이 들어가는 것도 아니고 관심만 있으면 누구나 즐길 수 있는 방법들이다. 행하지 않을 이유가 없으므로 핑계를 대서는 안 된다. 이것들을 즐긴다면 지긋지긋한 감기 연례행사를 치르지 않아도 된다. 감기약만 믿고 살다보면 근본대책인 간 건강을 회복시키지 않아서 감기 연례행사는 계속될 것이다. 감기약 성분 때문에 간에 악영향을 끼칠 수도 있으므로 감기를 계절마다 겪게 될 수도 있다. '오뉴월 감기는 개도 걸리지 않는다'는 속말이 있듯이 개보다 못한 사람이 될 수도 있다.

46. 개근상과 돼지털, 오리털, 탈모, 대머리, 간이 문제

　80년대 초반이었다. 새로운 군부정권이 들어서려고 할 때였다. 대학생이던 필자는 친구들과 함께 어찌할 수 없는 현실에 대한 무력감을 잊으려고 학교 앞 술집에 매일 간 적이 있었다. 술을 마시려고 시국 핑계를 댄 것인지, 정말로 나라가 걱정되어 술을 마신 것인지, 지금 생각해보니 확실치 않다. 어쨌든 한 달 동안 하루도 빠지지 않고 단골집에 갔었다. 단골집 주인장이 한 달 개근상을 줄 정도였다. 상품은 맥주 1박스였다. 이렇게 필자가 젊었을 적에는 술을 마실 핑계거리가 많았다. 그 당시 필자의 머리카락은 빳빳한 돼지털처럼 굵고 힘이 셌다. 하지만 나이가 들면서 술을 마시고, 과로를 하고, 스트레스를 받아 40살을 넘기니 돼지털처럼 굵고 힘이 셌던 머리카락이 솜털처럼 가늘고 힘이 약한 머리카락으로 변했다. 그러면서 샤워를 할 때 머리카락이 빠지는 것이 눈에 띠게 늘어나는 것이었다. 필자는 선천적으로 돼지털 같던 머리카락도 나이가 들면 누구나 가늘고 약하게 되면서 빠지는 것인 줄 알고 있었다. 아내는 필자의 빠진 머리카락을 방청소를 하면서 발견하고는 금방 누구의 머리카락인지를 알 수 있다고도 했다. 그런데 공짜벌침과 헛개나무 달여 마시기를 한 달 정도 즐기니 머리카락이 약간 굵어지면서 힘이 없어서 드러누웠던 것이 일어서는 것을 발견하게 되었다. 엄지와 검지 끝 부위 사이에 머리카락을 몇 개 넣고 비벼보면 눈에 띠게 굵어진 것을 확인할 수 있었다. '그렇구나! 탈모의 원인은 바로 간 기능 문제이구나!' 마치 아르키메데스가 목욕을 하다가 비중의 원리를 발견하고 기뻐했던 것보다 더 짜릿한 발견을 한 것이었다. 탈모의 원인은 모근에 영양공급이 되지 않아서 발생하는 것이라고만 알고 있었지, 왜 모근에 영양공급이 잘되지 않은 것인지에 대한 문제의식이 없었던 것이다. 모근에 영양공급이 잘 되지 않는 것은 간에 낀 지방이나 염증 유발 바이러스 등이 간 기능을 저하시켰기 때문이다. 비알콜성지방간이나 알콜성지방간은 헛개나무 달여 마시기를 즐기면 문제가 제거될 것이고, 염증을 일으키는 A, B, C형 바이러스는 공짜벌침을 즐기면 강력한 천연 항균물질인 벌독(페니실린의 1,000배 이상)이 제거해 줄 것이다. 이렇게 하면 간 기능이 회복될 수 있다고 믿는다. 간 기능이 회복되면 간에서 영양가 높은 혈액을 신체 구석구석에 보낼 수 있으므로 결국 모근에 질 좋은 혈액이 공급되어 충분한 영양이 전달되므로 머리카락이 가늘어지면서 빠지는 것을 어느 정도 방지할 수 있다. 필자는 탈모치료를 하려면 반드시 공짜벌침과 헛개나무 달여 마시기를 즐겨야 한다고 강조한다. 지엽적인 해결책으로는 탈모를 막을 수가 없다. 아내도 머리카락이 많이 빠지던 것이 헛개나무 달여 마시기를 즐기기에 동참한 이후로 확 줄어들었다. 물론 힘도 많이 세졌다. 머리카락 문제를 접하면서 필자는 신체의 모든 부위에 영양가 높은 혈액을 공급해 준다면 면역력이 세지고 모든 질병들의 발병을 억제할 수 있다는 확신을 갖게 되었다. 탈모와 간 기능과의 상관관계를 직접 확인하면서 필자의 헛개나무 사랑은 점점 더 깊어만 갔다.

47. 낭습과 목초액, 정력 감퇴, 수건, 팬티, 찜질방, 사면발이

앞서 헛개나무 달일 때 초기에 강한 불로 30분 정도 팔팔 끓이고 난 다음 냄비의 뚜껑을 열어 놓고 약한 불로 1시간 정도 끓이는 이유를 설명했다. 바로 모든 식물들이 지니고 있는 강한 산성의 목초액 성분을 제거해서 마셔야 하기 때문이다. 강한 곰팡이 균도 목초액 성분에 맥을 못 춘다. 고환의 표면구조를 보면 자동차의 라디에이터처럼 열을 식히는 기능을 하는 것을 알 수 있다. 고환의 온도가 올라가면 고환 표피가 늘어나서 공기와의 접촉면적을 늘려 열을 공기 중에 발산하기 유리하게 하고, 온도가 내려가면 고환 표피가 오그라들어 공기와의 접촉면적을 줄여서 열손실을 줄이려고 한다. 이는 고환 속의 정자의 생활조건을 편안하게 해주기 위함이다. 고환 표피가 늘 축축한 느낌이 있는 것이 낭습이다. 고환 표피를 갉아먹고 사는 곰팡이 균 때문에 고환이 뽀송뽀송하지 않고 축축하게 늘어지는 것이다. 이런 기유로 고환이 다른 사람에 비해 크게 보이기도 한다. 하지만 낭습이 있으면 기분이 찝찝하고 손이 자꾸만 가서 시도 때도 없이 긁어야 한다. 박박박 무의식적으로 남의 눈을 의식하지 않고 긁을 때도 있다. 곰팡이 균이 생살인 고환 표피를 갉아먹으니 긁을 수밖에 없다.

이런 낭습이 있으면 정력 감퇴가 있을 수 있으며, 만성인 상태로 오래 두면 정자의 생활조건이 열악하여 임신이 잘 되지 않을 수도 있다. 은근히 짜증나게 하는 곰팡이 균들의 공격 때문에 정력이 감퇴되는 것이다. 낭습이라면 목초액을 바르면 된다. 목초액의 독특한 냄새 때문에 고환 표피에 바르지 않는 사람도 있을 수 있으나 무조건 목초액을 발라서 고환 표피에 기생하는 곰팡이 균을 퇴치해야 한다. 그런 다음 유발 원인인 곰팡이 균을 기생하지 못하게 예방해주면 낭습은 완전히 물러갈 것이다. 팬티를 덜 말려 입거나, 지저분한 빨래와 함께 세탁기에 돌려서 빨 경우에 곰팡이 균이 설칠 수 있다. 팬티를 가끔씩 삶아서 세탁해 입으면 곰팡이 균 예방에 도움이 된다. 자주 삶지 않으려면 고환이 닿는 팬티 내부에 페브리즈 같은 곰팡이 냄새 제거제 등을 뿌려서 착용해도 좋다. 팬티만의 문제가 아니다. 샤워를 하고 몸을 닦는 수건도 잘 건조된 것을 사용해야 하며 종종 삶아서 곰팡이 균이 설치지 못하게 해야 한다. 그리고 수건을 며칠씩 사용하지 말고 한 번 사용한 수건은 바로바로 교체하여 곰팡이 균이 설칠 수 있는 수분이 묻어있지 않은 수건으로 고환 등을 닦아야 한다. 또한 샤워 후에 몸을 수건으로 닦고 나서 헤어드라이기로 고환을 잘 말려주어야 한다. 필자가 어떤 인테리어 가게를 방문했었는데, 가게 주인장인 중년 남성이 사정없이 팬티 속에 손을 집어넣고 긁는 것을 보았다. 이성도 있는 상황에서 무의식적으로 너무 가려우니 성희롱에 가까운 행동을 하는 것이었다. 곰팡이 균이 기생

하는 이유는 면역력과도 관련이 있다. 신체 면역력이 저하되면
무좀이나 낭습, 피부질환 같은 질병이 기승을 부린다. 피부 표면
과 피부 속 면역력이 저하되어 그런 것이다. 따라서 공짜벌침과
헛개나무 달여 마시기를 즐겨야 한다. 성기벌침을 즐기면서 사
타구니 벌침도 즐기면 좋다. 피부 표면에 기생하는 곰팡이 균은
목초액으로 제거하고 피부 속에 기생하는 곰팡이 균은 벌독이 물
리치게 하면 된다. 고환에 직접 벌침을 맞기보다는 《벌침봉침임
상소설－질병과의 전쟁》이라는 책 속의 사타구니 벌침 즐기는 방
법을 참고해서 즐기면 이롭다. 무슨 질병이든지 그 발병 원인을
함께 제거하지 않으면 재발이 된다. 따라서 원인적 치료를 감안
하여 관리를 해야 한다. 찜질방이나 대중목욕탕, 온천 등에서 종
종 사면발이에 걸리는 경우가 있다. 성적 접촉이 아니더라도 여
러 사람들이 사용하는 시설들이니 그럴 수 있는 것이다. 사면발
이에 걸렸을 경우 목초액을 음모에 뿌려주면 좋은 효과를 볼 수
있다. 파리를 잡는 에프킬러 같은 것을 뿌려주기도 하지만 목초
액 또한 사면발이를 죽이는데 효과적이다.

48. 비즈니스와 접대, 주량, 남자도 몸을 판다

예전에 비즈니스는 언제나 술자리가 함께 따랐다. 을 입장에서는 늘 성공한(?) 비즈니스를 바라는 마음에서 술자리 접대가 필요했다. 갑의 환심을 사려고 궁여지책으로 술자리 접대를 늘 마련했던 것이다. 접대를 하는 을 입장에서 접대를 받는 갑보다 먼저 술이 취하면 낭패를 당할 수 있으므로 술을 잘 마시고 음주가무에 능한 사람이 접대 자리에 나갔다. 갑의 기분을 좋게 하기 위해 유흥을 가지면서도 갑보다 먼저 술이 취하지 않아야 하는 원칙이 을 입장의 술자리 매너였다. 직장생활을 할 때 상사와 부하직원의 회식자리 역시 비즈니스에서 갑과 을 입장과 유사했다. 때로는 실수를 막기 위해 을 입장에서 접대 담당자를 체질상 술을 단 한 잔도 마시지 못하는 이를 선정하는 경우도 있었다. 그런 사람은 비록 술을 입에 대지도 못하지만 갑을 접대하면서 술을 마시는 사람보다 훨씬 더 유흥을 잘 즐길 수 있는 능력을 가진 이였다. 술 잘 마시는 술상무라기보다는 화류계상무라는 말이 어울리는 사람이다. 술 마시는 사람보다 유흥을 더 잘 즐길 수 있는 실력이 있어야지만 갑 입장의 사람에게 인정을 받게 된다. 비즈니스와 접대문화를 경험한 사람들은 그것이 굉장히 힘든 노동이라는 사실을 알고 있다. 하지만 그것을 경험하지 못한 사람들은 '유흥인데 뭐가 힘들다고?' 생각할 수 있다. 비즈니스와 접대라는 노동을 하는 남자들이 하는 말이 있다. '남자들도 먹고 살기 위해 몸을 판다'라는 말이다. 맞는 말이다. 결국 화류계 생활을 하게 되면 술에 찌들게 되고, 간이 망가지게 되어 건강이 허물어진다. 간 건강을 팔아 생계를 유지하는 것 아니겠는가? 사람마다 주량이 다르다. 주량은 간 기능 성능 차이인 것이다. 즉 알콜분해 능력이 탁월한 간을 가진 사람이 주량이 셀 것이며 그렇지 않은 사람은 주량이 약할 것이다. 술을 자꾸 마시면 마치 주량이 느는 것처럼 보이지만 그것은 간의 알콜분해 능력이 강화되는 것이 아니라 술을 이기겠다는 정신력이 강해지는 것에 지나지 않는다. 술을 자꾸 마시게 되면 오히려 간에 지방이 쌓여 간 기능이 저하되면서 구토를 하기도 하며, 숙취가 심해지고, 골치가 아프게 되면서, 때로는 필름이 끊어지는 일이 생기기도 한다. 주량, 다시 말해 간의 알콜분해 능력이 하루에 소주 1병인 사람이 비즈니스와 접대 노동으로 하루에 소주 2병을 마신다면 소주 1병에 상당하는 충격을 간이 받게 되어 간 기능이 저하된다. 세상에 이렇게 가혹한 노동은 그 어디에도 없다. 술이 약한 사람이나 스트레스 내성이 약한 사람들은 무조건 공짜벌침과 헛개나무 달여 마시기를 즐겨야 한다. 필자가 자꾸만 잔소리 같은 달을 하는 이유가 있다. 아직도 정신을 차리지 않고 공짜벌침과 헛개나무 달여 마시기를 즐기는 것을 행하지 않는 사람들이 많이 보이기 때문이다. 자신의 건강 문제에 대하여 너무 인색한 사람들이다. 그러다가 건강이 망가진 다음에 호들갑을 떨지만 버스는 이미 지나갔다. 따지면 안 된다. 왜냐하면 따지면 이미 늦기 때문이다. 소 잃고 외양간 고치지 말고 소 잃기 전에 외양간을 튼튼하게 고쳐 놓아야 한다. 독특한 접대문화를 접한 경험이 있다. 접대라는 말은 자신을 찾아오는 손님을 정중하게 맞이하는 것이다. 이 말이 비즈니스 세계에서는 약간 변질되어 세법에 접대비라는 항목이 들어있고 접대비를 비용으로 인정하는 상한선까지 정해 놓았다. 요즘은 1회에 일정 금액 미만의 접대비 영수증만 접대비로 인정하는 규제까지 만들어 놓았다. 필자는 업무 특성상 접대를 받는 입장에서 비지니스를 했었다. 그래서 여러 가지 종류의 접대를 받은 경험이 있다. 비싼 점심식사(특별한 음식)를 비롯하여, 여러 종류의 술집에서도 접대를 받았다. 하지만 대부분의 접대가 그저 그랬다. 맛있는 음식을 먹고 늦은 밤까지 술집에서 술 마시고 노래하고 춤추며 노는 것이 일반적이었다. 특별한 경우의 접대는 손님을 집으로 초대하여 음식을 베풀어 줄 때도 있었다. 하지만 극히 일부에 지나지 않았다. 어느 사장님은 집에 홈바를 차려놓고 그곳에서 술을 접대하기도 했다. 물론 음식과 술이 접대 품목이었음은 비슷하였다. 필자는 특별히 아주 싼 가격에 지금까지 기억에 남는 접대를 받아본 경험이 있다. 인도의 어느 회사를 방문한 적이 있었는데 회사의 정문에 현수막이 걸려 있었다. 'WELCOME TO INDIA, K. H. YANG'이라고 쓰여 있는 현수

  헛개나무이야기와 정통벌침봉침4 - 간이 배 밖으로 나오다

막이었다. 이상한 기분이 들었다. 물론 출장 일정표를 미리 팩스로 보내주었지만 현수막까지 걸어 놓을 줄은 상상도 못했다. 현수막 1장 값이 3만 원도 안 되지만 손님으로서 느끼는 기분은 수백만 원의 값어치에 상당하는 접대를 받은 것보다 좋았다. 접대를 하는 비용은 식대와 술값을 합하면 만만치 않다. 오죽하면 접대비 영수증까지 규제를 했을까? 아주 저렴한 비용으로 손님을 접대하는 방법은 현수막이 최고라고 생각한다. 외국 바이어나 거래처 담당자의 방문 때 3만 원 정도인 현수막 한 장을 아주 잘 보이는 곳에 설치해 놓으면 90점은 따고 들어가는 비지니스가 될 것이라고 확신한다. 다른 접대 종류는 다 잊어버렸지만 현수막 접대는 그 회사와 함께 생생하게 머리에 남아있다. 점심식사는 그 회사 식당에서 종업원들과 함께 먹었다. 잘못된 접대문화로 인하여 건강을 해치는 사람들이 많이 있다. 그중에서도 간이 가장 큰 피해를 입고 있다. 앞으로는 현수막 접대를 기본으로 하면 좋겠다. 갑도 좋고 을도 좋은 것이다. 굳이 선물을 하려면《벌침이야기》와《헛개나무이야기》한 권씩이면 되겠다. 인생에서 가장 중요한 건강을 선물하는 마음이니까.

49. 지방간이 모든 암을 걸리게 한다

간은 지독한 구두쇠이며 아주 성실하게 저축을 하는 장기이다. 간이 이와 같이 구두쇠가 된 까닭은 인간이 수백만 년 전 수렵생활을 할 때 이미 그런 습성을 터득했다. 수렵생활이라는 것이 언제 어떻게 먹잇감을 구할 수 있을지 예측이 불가능하므로 먹거리가 생기면 일단 과식을 했다. 간도 여기에 동조하여 일단 먹은 음식을 지방으로 바꾸어 간이나 창자 외벽, 뱃가죽에 저장해 놓았다. 그리하여 만약의 사태에 대비하는 것이었다. 즉 사냥을 못하는 날이 길어지거나 천재지변 등으로 오랫동안 동굴 속에 갇혀 생활을 할 때 간이나 장기, 뱃살 등에 저장해 두었던 지방을 사용하여 연명을 했다. 마치 겨울잠을 자는 동물이 겨울잠을 자기 전에 충분한 영양을 먹어두는 것과 같은 것이다. 그러면서 최소한의 신진대사만으로 영양 소비를 하여 겨울철을 견뎠다. 이렇게 수백만 년 동안 길들여진 간의 습성이 아직까지 진화를 하지 않고 있다. 불과 몇 십 년 전만 해도 먹거리가 귀한 시절이었다. 시골에서는 고봉밥이 대세였다. 고봉밥이라는 것은 높은 산봉우리처럼 밥그릇 위로 수북하게(밥그릇 안에 들어 있는 밥의 양보다 그릇 위에 있는 밥의 양이 더 많음) 퍼서 먹는 밥이다. 남자들은 보리밥이든 쌀밥이든 고봉밥을 먹어야 힘을 제대로 쓸 수 있었다. 대부분의 에너지를 밥으로부터 얻었기 때문이었다. 생활이 밥 힘이라고 할 정도였다. 고봉밥을 먹으면서 밥상머리 교육이 생겼다. 밥을 숟가락으로 먹을 때 밥이 줄어드는 방향이 반드시 먹는 사람 쪽으로 경사가 지게 먹어야 한다는 것이었다. 이유는 자신의 반대쪽 방향으로 경사지게 먹는 사람이 있다면 마음이 도둑놈 심보라서 그렇다는 것이었다. 자신의 반대쪽 밥을 먼저 먹으면 남의 것을 탐내는 음흉한 심보의 소유자이므로 늘 경계하라는 말도 잊지 않았다. 양반집에서도 밥을 퍼서 먹을 때 항상 고봉밥을 차리는데 그 이유는 양반이 밥을 먹을 때 그릇 위로 나와 있는 고봉 부위 밥만 먹고 그릇 안에 있는 나머지 밥을 하인들에게 주기 위한 배려였다는 말도 있다. 필자가 생각하기로는 고봉밥 풍습은 옛날에 먹거리가 부족할 때 밥 힘으로 모든 일을 했는데 두 그릇 먹기는 눈치가 보이고 그렇다고 배가 고프면 일을 못하기 때문에 밥을 충분히 먹게 하려는 의도에서 시작된 게 아닌가 싶다. 요즘은 밥그릇에 3분의 2만 푸거나 2분의 1만 퍼서 먹는 사람들이 많다. 넘치는 칼로리가 이런 생활습관을 만들어낸 모양이다. 아니면 예전 사람들처럼 노동을 심하게 하지 않아서 그럴 수도 있다. 어쨌든 이것이 쌀이 남아도는 이유이다. 고봉밥으로 밥을 많이 먹었지만 먹거리가 충분치 않은 관계로 지방간을 지닌 사람들이 적었다. 똥배가 나와 비만체질인 사람을 사장님 스타일이라고 말하기도 했다. 고봉밥을 먹었지만 육체노동을 많이 하고 밥 이외의 영양식을 거의 접할 수 없었으므로 간이 지방을 저장할 여유가 없었다. 하지만 요즘은 밥을 아무리 적게 먹어도 다른 먹거리를 충분히 섭취할 수 있는 기회가 많으므로 간에 지방이 쌓이거나 창자 외벽에 지방이 과다하게 끼면서 똥배가 나오고 체지방이 증가하는 것이다. 또한 육체노동도 과거 시골처럼 강하지 않다. 요즘 과거처럼 고봉밥을 먹는 사람이 있다면 도시락 싸들고 다니면서 말리고 싶다. 비알콜성지방간이 발병하게 되어 건강이 무너질 수 있는 것이 밥을 많이 먹어서이기 때문이다. '나는 술을 마시지 않고 고기도 많이 먹지 않기 때문에 지방간이 발병하지 않을 것입니다'라고 말하는 이가 있다. 천만의 말씀이다. 그런 이들은 밥을 많이 먹을 가능성이 있다. 밥을 많이 먹는 것도 술을 많이 마시는 것 못지않게 지방간을 발병시킬 수 있다. 간에 지방이 쌓이면 간 기능이 제대로 작동하지 않아 영양가 높은 맑은 혈액을 신체 구석구석에 보내지 못해 누구나 가지고 있는 암세포들이 면역력 저하를 틈타 설치게 되는 것이 암이다. 암이 걸려서 호들갑을 떨 것이 아니라 암이 발병하지 못하게 간 건강관리를 확실히 해야 한다. 간 건강관리에 가장 쉽고 확실한 방법이 공짜벌침과 헛개나무 달여 마시기를 즐기는 것이다. 어려운 방법이라면 책으로 출간하지 않았을 것이다. 누구나 쉽게 즐길 수 있는 방법이므로 모두와 공유하고 싶어 책을 출간한다.

50. 달이면 산다, 간이 전부다, 복수, 철야근무, 행복

　간이 부실한 사람이라면 이유 여하를 막론하고 공짜벌침과 헛개나무 달여 마시기를 즐겨야 한다. 그렇지 않으면 돈과 목숨을 잃을 수도 있다. 몇 해 전단 하더라도 병원에서 1회용 주사바늘을 사용하지 않았다. 하지만 최근 들어 이발소에서 면도칼을 사용하는 것도 문제가 되었다. 가족이 식사를 할 때 찌개라는 음식이 문제가 되었고, 술잔 돌리기 역시 아직까지 잔재가 남아있어서 문제가 되고 있다. 아무리 설거지를 완벽하게 하더라도 숟가락, 젓가락을 가족이 공통으로 사용하므로 간염 유발 바이러스에 감염될 위험이 있는 것이다. 더군다나 외식을 할 때 식당의 컵이나 수저 등은 가족이 공동으로 사용하는 것보다 훨씬 더 감염의 위험에 노출되어 있다. 이런저런 이유로 간 건강이 나빠지면 황달이 찾아오고, 눈동자가 누렇게 되며, 얼굴색이 거무튀튀하게 변한다. 이런 증상을 무시하면 배에 복수가 차고 결국에는 피를 토하며 죽어가는 간질환에 걸린다. 지방간, 간염, 간경화, 간암, 췌장암, 당뇨병, 고혈압, 만성피로, 황달, 눈동자 누렇게 됨, 노안, 안구건조증, 헛구역질, 양치질할 때 웩웩 소리 냄, 심한 변비, 배뇨장애, 신장염, 폐결핵, 폐렴, 이명, 정력 감퇴, 발기부전, 새벽 발기력 저하, 면역력 저하, 술 권하는 사회, 직장생활에 따른 스트레스, 나쁜 음주 습관, 알콜성지방간, 비알콜성지방간, 알콜의존증, 알콜중독, 중풍, 치매, 흡연, 고기를 좋아하는 습성, 운동부족, 약을 많이 먹는 사람, 욕심 많은 사람, 성취감의 노예로 사는 사람, 일중독에 걸린 사람, 스트레스 내성이 약한 사람, 자신감이 없는 사람, 우울증, 노화가 빨리 찾아오는 사람, 퇴행성 질환을 앓고 있는 사람 등등 이런 것들과 관련이 있다고 여기는 사람이거나 평소에 간이 콩알만 하다고 놀림을 당하는 사람이 있다면 즉시 공짜벌침과 헛개나무 달여 마시기를 즐겨야 한다. 유명한 세계지도자들 중에 밤에 잠을 자지 않고 일을 새벽까지 했다는 이들이 많다. 잠을 4시간 이하로 자면서 국가를 위해 일을 했다는 것이다. 필자가 경험한 바로는 충분히 가능한 일이다. 이런 사람들은 간 건강이 매우 좋은 사람들이다. 간이 배 밖으로 나올 정도로 건강하면 피로감이 확 줄어든다. 필자는 장례식장에서 잠을 3일간 자지 않았지만 잠을 잔 사람들과 비교했을 때 차이가 나지 않았다. 젊었을 적에 3일간 잠을 자지 않고 전쟁연습을 하는 훈련이 있었다. 그 당시에도 병사들 중에 몇몇은 잠을 이기지 못하고 얼차려를 받는 것을 보았다. 정신력으로 버틸 수 있는 것은 한계가 있다. 하지만 간을 튼튼하게 해주면 넘치는 스태미나로 정신력이 굴복한 것들에게 이길 수 있다. 오래전에 남인도에서 겪었던 일이 생각난다. 필자를 매우 부러워하는 사람을 만난 적이 있었다. 그렇게 진심으로 부러워하는 표정을 본 적이 없었다. 사내는 삼십대 초반의 남성이었다. 유머도 많았고 하얀 이를 드러내어 웃는 모습이 인상적이었다. 약간 마른 체격의 사내는 필자에게 어느 때부터인가 자주 의도적으로 말을 걸어왔다. 하지만 순진한 얼굴 표정과 웃음 띤 얼굴이 싫지는 않았다. 담배를 하나 권할 때도 있었고 재미있는 명승지도 알려주었다. 무더운 날씨에 짜증스러웠지만 그 사내가 다가와 농담을 할 때 모든 짜증스런 일들이 사라지는 기분이 들었다.

그 사내는 남인도 회사 사무실이 있는 건물의 경비였다. 비 오는 날을 제외하곤 너무 더운 관계로 출퇴근을 할 때 렌터카를 사용했다. 퇴근할 때 렌터카를 기다리면서 그 사내와 대화를 나눌 시간이 매일 있었다. 눈인사로 시작한 대화가 이제는 서로 담배도 권할 수 있는 관계로 발전되었다. 그 사내는 평화유지군으로 레바논에서 3년을 근무했다고 했다. 높지 않은 카스트 신분 때문에 경비직도 굉장히 좋은 직장을 얻은 경우라고 했다. 그러던 어느 날 필자의 팔을 어루만지는 것이었다. '게이 아닌가?' 하고 의심도 했지만 잠시 후 사내가 필자에게 하는 말을 듣고는 의심이 사라졌다.

"당신은 굿칼라(good color)를 갖고 있어서 평생 행복하게 걱정 없이 살아가겠군요!"

이렇게 말하면서 필자를 진정 부러워하는 것이었다. 피부색이 흑색도 아니고 황색도 아닌 사람들이 대부분인 남인도에서 그 사내가 황인종인 필자의 피부를 어루만지며 '굿칼라'라고 말을 하

면서 부러워하던 모습이 아직도 눈에 선하다. 참고로 남인도에
서는 배우자를 구하는 신문광고에 '색깔 : good color, 직업 :
engineer, 종교 : Hindi'라는 내용이 최고의 결혼무기라고 누군
가 말해주었다. 피부색이 검을수록 하층민이 많았다. 짜증나는
일이나 어려운 일을 만나면 필자의 피부색을 부러워하던 그 사
내가 나타나 '너는 행복한 놈이다'라고 말하는 것 같아 짜증이 웃
음으로 바뀌곤 한다. 필자는 평생 행복한 조건인 굿칼라 피부를
지녔으니 무조건 행복하다. 건강만 챙기면 되는데 이미 공짜벌
침과 헛개나무 달여 마시기를 즐기고 있으니 아무 걱정이 없다.

제 2 부

정통벌침봉침4,
무엇이든 물어 보세요

1. 벌침봉침일반 문답풀이

문 : 벌침용 꿀벌을 잘 관리하는 방법이 있나요?

답 : 꿀벌의 입장에서 생각을 하면 좋다. 자연에서 잠자리채로 꿀벌을 잡아 사용할 때는 자유롭게 쏘다니던 꿀벌이 좁은 잠자리채 속에 갇히게 되니 엄청난 스트레스를 받는다. 그럴 경우 잠자리채 속에 눈깔사탕과 함께 해당 꿀벌을 잡았던 꽃을 몇 송이 따서 넣어주면 좋다. 잠자리채로 잡아서 즐기는 것이 귀찮은 사람들은 택배로 받는 플라스틱 통을 양파 포장용 망 속에 통째로 집어넣고 뚜껑을 열어 공간 확보를 해주어야 한다. 그러면서 눈깔사탕과 함께 3~4일에 한 번 정도로 물을 거즈에 묻혀 양파 포장용 망 밖에서 플라스틱 통 입구 부위에 올려준다. 거즈에 물을 묻힐 때는 물이 흐르지 않을 정도로 살짝 짜서 올려줘야 사탕이 녹지 않는다. 엄청난 스트레스에 시달리는 꿀벌이므로 역지사지로 통풍이 잘 되고 시원한 곳에 보관해주면 좋다. 그리고 벌침용 꿀벌은 애완용이 아니라 소모품이므로 가능하면 신선할 때 가족들이 함께 즐기려는 마음가짐이 필요하다. 꿀벌의 수명이 40~90일 정도이므로 택배로 받은 순간부터 몇 마리씩 죽은 것이 보

일 수 있다. 모두 자연사한 것이므로 신경 쓸 필요는 없다.

문 : 초보자가 《벌침이야기》 책 속에 있는 신체벌침 적응 훈련을 할 때 명현반응으로 붓거나 가려울 경우 훈련을 계속해야 하나요?

답 : 벌침 마니아가 되려면 누구나 다 거치는 것이 명현반응이다. 사람마다 정도의 차이만 있을 뿐이다. 그렇다면 '매도 빨리 맞는 것이 좋다'는 속말처럼 어차피 지나칠 통과의례라고 생각하고 훈련을 계속하는 것도 나쁘지 않다. 그러나 사람마다 느낌이 다르므로 부기나 가려움 등이 어느 정도 가라앉은 다음에 훈련을 계속하는 것이 좋을 것이다. 신체벌침 적응 훈련을 차분하게 책대로 마무리하면 붓거나 가려운 일이 대부분 사라지게 된다. 명현반응 중에 홍반이나 청반, 약한 두드러기도 있을 수 있으나 책 내용처럼 손톱으로 침을 놓자마자 빼내는 훈련을 하면 걱정하지 않아도 된다. 《벌침이야기》 책 속에 벌침 맞을 시 주의사항 내용 중 앞당겨 맞거나 마릿수를 초과하지만 않으면 된다는 말이 있다. 48시간 지나서 훈련을 해도 되고 72시간 지난 후에 훈련을 계속해도 된다는 의미이다.

문 : 초보자가 신체벌침 적응 훈련 시 몹시 가려울 때 대처법은?
답 : 사람마다 취향이 다르겠지만 가능하면 따스한 온찜질을 하

는 편이 좋다. 가려운 부위를 만져보면 따스한 온기를 느낄 것이다. 벌침이 뜸작용을 하는 것이다. 뜸작용을 방해하지 않기 위해서라도 온찜질(따스한 물수건 같은 것을 사용)을 하는 편이 이치에 맞고 찬 물수건보다 오히려 더 시원한 기분이 들기도 한다. 물론 찬 물수건이 더 좋다면 그렇게 해도 문제는 없다.

문 : 꿀벌이 아닌 다른 벌로 벌침을 즐길 수 있나요?

답 : 꿀벌로만 즐기는 것이다. 말벌이나 호박벌, 땅벌, 잡벌 등으로 벌침을 즐겨서는 안 된다. 꿀벌은 인간이 수 천 년 동안 양봉을 하면서 몸으로 직접 임상실험이 된 것이므로 안전한 것이다. 다른 벌들은 임상실험이 되지 않았으므로 금한다.

문 : 미성년자들이 벌침에 입문하려면?

답 : 미성년자들도 아픈 경우가 있다. 따라서 벌침을 맞으려면《벌침이야기》책 속에 있는 신체벌침 적응 훈련을 노약자용으로 마무리해야 한다. 그런 다음에 환부 등에 약하게 즐기면 좋다.

문 : 초보자가 벌침에 입문하여 신체벌침 적응 훈련을 하면서 절차를 지키지 않으면 어떻게 되나요?

답 :《벌침이야기》책 속에 있는 신체벌침 적응 훈련은 절차를

지키라고 있는 것이다. 신체의 핵심 혈자리를 날짜별로 맞는 과정이며 그렇게 해야만 신체에 벌독항체가 골고루 만들어진다. 머리나 독 부위 벌침을 혼자라는 이유로 건너뛰려는 이들도 있으나 잘못된 것이다. 머리와 목은 필수 혈자리이다.

문 : 혼자서도 벌침을 즐길 수 있나요?

잡 : 물론이다. 혼자서도 신체 각 부위에 벌침을 즐길 수 있다. 다시 말하면 목욕탕에서 때밀이의 도움을 받아야지만 때를 밀 수 있는 부위를 제외하고는 신체 모든 부위에 손이 갈 수 있다면 혼자서도 즐길 수 있다. 백회혈을 예로 들자면 거울을 앞에 두고 오른손 엄지와 검지로 핀셋을 이용하여 꿀벌을 잡은 다음에 왼손 엄지와 검지를 이용하든지, 왼손 검지와 중지로 머리카락을 벌린 다음 오른손으로 벌침을 맞고 오른손 중지손톱으로 놓자마자 긁어서 침을 빼면 된다. 다른 부위도 이와 같이 손톱으로 긁어서 침을 빼내는 방법을 사용하면 모든 부위에 벌침을 스스로 즐길 수 있다.

문 : 벌침을 즐기면서 약을 복용해도 되나요?

답 : 가능하다. 벌침은 밥을 먹는 것과 같은 것이다. 약과 별개로 즐겨도 무방하다.

문 : 벌침 음해세력이란 무엇이며 그들을 만났을 적에 대처하는
방법이 있나요?

답 : 벌침 음해세력이란 국민들이 공짜벌침을 자유롭게 스스로
즐기면 손해를 본다고 믿는 세력이다. 따라서 그런 세력들
을 만나게 되면 피하는 것이 상책이다. 주로 선무당 벌침세
력으로 돈을 노리는 자들이다. 때로는 낭패를 당할 수도 있
다. 인터넷 등에서 낚시글로 돈을 노리고 사람들을 꼬드기
는 것이 보일 때도 있다.

문 : 벌침과 맞지 않는 음식이 있나요?

답 : 없다. 벌침을 즐기면서 모든 음식을 접해도 무방하다. 술도
음식이므로 과음만 피하면 문제가 없다. 과음은 벌침과 무
관하게 신체에 부담을 주므로 피하는 것이 유익하다.

문 : 아픈 부위가 있는 초보자가 벌침을 급하게 즐길 수 있는 방
법이 있나요?

답 : 물론 가능하다. 허리 통증이 심한 초보자가 벌침을 급하게
맞으려면《벌침이야기》책 속의 신체벌침 적응 훈련을 노약
자용으로 시작을 하면서 동시에 정상인용과의 마릿수 차이
만큼을 아시혈(환부)에 맞으면 된다. 노약자용 신체벌침 적
응 훈련 프로그램은 정상인용에 비해 절반 정도이므로 그 차
이만큼을 아픈 부위에 맞는 것이다. 그러면서 노약자용 프

로그램을 마무리하고 난 다음에 다시 정상인용으로 훈련을
하면서 아시혈(환부)에 벌침을 적당히 즐기면 된다.

문 : 벌침을 즐길 수 있는 핀셋이 따로 있나요?
답 : 가정에 있는 일반 핀셋이 가장 편리하다.

문 : 벌침에 입문하려면 누구나 반드시 《벌침이야기》 책 속에 있
　　는 신체벌침 적응 훈련을 마무리해야 하는 이유가 있나요?
답 : 벌침을 즐기려면 신치조건을 갖추어야 가능하다. 벌침을 즐
　　길 수 있는 신체조건이란 신체에 벌독항체가 만들어진 상태
　　이다. 따라서 누구나 신체벌침 적응 훈련을 절차대로 마무
　　리한 다음에 벌침을 즐겨야 한다. 신체벌침 적응 훈련이 필
　　요한 이유는 신체에 벌독항체가 만들어지게 하는 훈련이기
　　때문이다. 장난으로 벌침 몇 방 맞은 사람이 벌독항체가 만
　　들어졌다고 아무도 확신할 수 없으므로(본인 스스로도 자신
　　의 신체에 벌독항체가 얼마나 만들어졌는지 알 수 없음) 신
　　체벌침 적응 훈련은 필수적인 것이다.

문 : 마크로 치료법과 마이크로 치료법에 대하여?
답 : 벌침은 마크로 치료법이다. 벌침은 신체의 혈액순환을 전체
　　적으로 활발하게 만들어 신체 면역력을 강화시켜 모든 질병
　　의 발병을 막는 것이므로 마크로 치료법(거시적인 치료법)

이다. 어느 한 가지 질병을 다스리기 위한 것이 아니라 모든 질병의 예방 및 치료를 목적으로 하는 것이 벌침인 것이다. 그러니깐 암부터 감기까지 모든 질병을 대상으로 한다고 이해하면 된다. 이것을 잘 모르는 사람들이 벌침으로 특정 질병을 다스리려고 하는데 어느 혈자리에 맞아야 하느냐고 묻는 경우가 있다. 그것은 벌침에 대한 상식이 아직은 부족하다는 것을 반증한다. 즉 벌침을 마이크로 치료법(미시적인)으로 잘못 이해하고 있는 것이다. 정통벌침은 마크로 치료법이다. 마이크로 치료법도 있으나 어디까지나 마크로 치료법의 범위 내에서 하는 것이다. 벌침 자료를 검색해 보면 대부분 마이크로 치료법이 주를 이룬다. 벌침은 시스템적으로 마크로 치료법인데도 그렇다. 이유는 벌침에 대한 전반적인 이해가 부족한 사람들이 작성한 것이기 때문이다. 벌침에 입문하려는 이들에게 우선적으로 해주는 말이 있다. 몸부터 만드는 것이 급선무라고 말이다. 신체벌침 적응 훈련은 단순한 벌독에 대한 항체를 만드는 훈련이 아니라 신체의 혈기를 원활하게 돌려 면역력을 키우는 과정이다. 급소 중의 급소에 벌독을 주입하여 혈기가 왕성하게 된 다음 필요한 부위(아픈 부위)에 벌침을 집중하는 방식이다.

문 : 거무스름한 벌침 흔적에 대하여?
답 : 벌침 마니아 생활을 오래하면 특정 부위에 거무스름한 벌침

 북한야화헛개나무이야기와 정통벌침봉침4 - 간이 배 밖으로 나오다

맞은 흔적이 나타날 때도 있다. 벌침을 놓자마자 손톱으로 긁어서 빼내는 기술을 적용하면 그런 일이 심하지 않으나 욕심을 부린 사람들은 종종 벌침 맞은 흔적이 보일 때도 있다. 벌침은 피부 속으로 들어가는 양이 병아리 오줌 정도밖에 되지 않으므로 목욕탕에 가서 때를 밀거나 할 때 벗겨져서 사라진다. 벌침을 즐길 때 혈자리 위치를 너무 정확하게 고집하는 사람들이 있다. 굳이 그럴 필요가 없다. 일부러 같은 혈자리라도 조금씩 벗어나서 즐기면 흔적을 줄일 수 있다.

문 : 위생벌침과 직침, 발침에 대하여?

답 : 꿀벌은 벌침을 놓고 나면 죽는다. 시간이 조금 걸리겠지만 어차피 죽는 것은 피할 수 없다. 꿀벌이 벌침을 놓고 난 이후에 죽는 이유는 독주머니와 연결된 내장근육이 파열되어 죽는다. 벌침을 맞을 때 창자가 따라 나오는 경우도 있는 것이다. 그런데 일부 몰지각한 벌침 음해세력들이 꿀벌의 꽁무니에서 가느다란 핀셋으로 꿀벌의 침을 뽑아(벌침이 매우 어려운 기술이라는 것으로 착각하게 만들어서 사람들이 즐기지 못하게 하려고) 벌침을 맞는 무식한 방법을 고안했다는 말이 있다. 발침이라는 방법이다. 참으로 어이없는 행동이다. 꿀벌의 침을 디리 뽑으면 꿀벌의 창자가 터지거나 내장근육이 파열된다. 이렇게 되면 독주머니로 연결된 혈관을 타고 피가 돌 때 지저분한 꿀벌의 똥, 오줌, 체액 같은 것이

섞여 들어간다. 이런 독으로 벌침을 맞으면 몸에 이상반응이 심하게 나타나기도 한다. 피가 흐르는 속도는 매우 빠르다. 벌침을 맞아보면 알겠지만, 몸에 박힌 독주머니가 자율신경으로 꼬물거리면서 피부 속으로 파고 들어가는 것을 알 수 있다. 독주머니의 자율신경 조직이 창자가 파열되었어도 살아 움직인다. 다시 말해 독주머니의 모세혈관에 피가 흐르는 증거이다. 정통벌침은 늘 주장하는 것처럼 직침이 원칙이다. 팔팔하게 살아있는 꿀벌이 가장 신선한 독이고 그런 상태로 벌침을 맞고 빨리(놓자마자) 손톱으로 긁어서 뽑으면 벌독에 꿀벌의 똥 같은 나쁜 것들이 들어갈 수 없으므로 가장 안전하게 벌침을 맞을 수 있다는 이론이다. 아직도 이것을 모르고 침을 뽑아서 벌침을 놓으려는 사람들 때문에 안타깝다. 그런 사람들이 낭패를 당하게 하여 벌침에 대한 음해세력들에게 빌미를 주고 있는 것이다. 발침이라는 말을 사용해서는 안 되는 것이 벌침이다. 알려면 제대로 알고 벌침을 즐겨야 한다. 어린아이같이 장난치는 것에 놀아나서야 어디 어른이라 하겠는가? 더 이상 몰상식한 사람 취급을 받지 말아야 한다. 위생적이고 안전한 벌침은 직침뿐이다.

문 : 벌침용 꿀벌의 계절별 습성에 대하여?

답 : 벌침용 꿀벌의 습성은 계절마다 차이가 있다. 꿀벌은 온도가 높을 땐 흩어져야 살고 온도가 낮을 땐 뭉쳐야 산다. 따

라서 온도가 높은 여름철에 꿀벌을 주문할 때는 꿀벌을 많이 담아 달라고 해서는 안 된다. 꿀벌들이 플라스틱 통 안에서 열을 발산하지 못해 눈깔사탕을 다 녹이면서 눌어붙어 스트레스로 몰살당하기도 한다. 반대로 겨울철에는 가능하면 꿀벌을 많이 담은 것으로 주문해야 꿀벌이 뭉쳐서 체온으로 추위를 극복하게 된다.

문 : 정통벌침과 사이비벌침의 차이점은?

답 : 정통벌침은 공짜벌침을 누구나 자유롭게 스스로 안전하게 머리에서 남녀성기까지, 암에서 에이즈까지 즐길 수 있는 벌침이다. 반면에 사이비벌침은 공짜벌침을 가지고 장난을 치려는 벌침이며 사람의 건강보다는 돈을 노리는 것이 목적인 불법벌침이다. 사이비벌침 세력들이 장난을 치는 것을 보면, 때로는 혈자리가 어쩌고저쩌고 하면서 사람들에게 접근을 하고 발침이라는 말도 안 되는 것을 가지고 장난을 치려고 한다. 벌침은 벌독주사 효과가 대부분이므로 혈자리를 강조하는 것이 아니며, 혈자리는 기본적인 것만 정통안전남녀공짜벌침 배우기 고본인《벌침이야기》책을 통하여 이해하고 아시혈(환부) 정도만 이해하면 된다. 직침을 하고 놓자마자 손톱으로 긁어서 침을 빼내면 된다.

문 : 합법벌침과 불법벌침에 대하여?

답 : 정통안전벌침은 합법벌침이다. 하지만 사이비벌침은 실정
법으로 불법벌침이다. 불법벌침 세력들이 돈을 노리고 사
람들을 꼬드기고 있다. 정통벌침이 아니므로 낭패를 당할
수 있다.

문 : 봉단가란 무엇인가?

답 : 《벌침이야기》 저자가 세계 최초로 신체벌침 적응 훈련과 성
기벌침 적응 훈련을 창시하여 공개한 이후로 수많은 벌침 마
니아들이 공짜벌침을 배워 즐기고 있다. 그러다 보니 벌침
용 꿀벌을 취급하는 양봉원이 많이 늘어나고 있는 것이다.
양봉산업이 꿀을 목적으로 한 것에서 벌침용 꿀벌을 기르
는 것으로 변화가 이루어지고 있다. 어느 양봉원에서 벌침
용 꿀벌 1통을 10,000원에 판매한다고 광고를 하고 마릿수
는 100마리 정도라고 한다. 또다른 양봉원에서 벌침용 꿀벌
1통을 13,000원에 판매한다고 광고를 하고 마릿수는 200
마리라고 한다. 그럼 10,000원에 파는 양봉원은 봉단가가
100원(10,000원을 100마리로 나누면)이 되고 13,000원에
파는 양봉원은 봉단가가 65원(13,000원을 200마리로 나누
면)이 될 것이다. 봉단가를 기준으로 꿀벌 가격 비교를 하면
10,000원에 파는 양봉원이 13,000원에 파는 양봉원에 비해
60% 정도 가격이 더 비싼 것이다. 이렇게 정확하게 따져야
손해를 보지 않는다.

 북한야화헛개나무이야기와 정통벌침봉침4 - 간이 배 밖으로 나오다

문 : 냉동벌과 신선한 벌의 차이는?

답 : 죽은 벌과 산 벌의 차이는 매우 크다. 죽은 벌은 어디까지나 죽은 것이고 산 벌은 산 것이다. 벌침은 팔팔하게 살아있는 꿀벌로 즐기는 것이 가장 좋다. 그것은 우리가 횟집에서 회를 먹을 때를 생각하면 된다. 바닷가 근처에서 금방 잡은 활어로 먹는 회와 잡은 지 오래되었거나 죽은 물고기로 회를 먹는 것을 비교하면 정답이 무엇인지 알게 된다. 꿀벌을 냉동시켜서 벌침을 맞을 이유가 없다. 팔팔하게 살아있는 꿀벌로 즐길 수 있는 벌침을 굳이 그렇게 할 필요가 없는 것이다. 만에 하나 그렇게 하여 벌침을 맞을 경우라면 오래된 생선회를 먹을 때 느끼는 회 맛을 기억해야 하며, 식중독 위험도 걱정해야 된다. 주사액도 마찬가지다. 왜 굳이 팔팔하게 살아있는 싱싱한 꿀벌로도 누구나 쉽게 벌침을 즐길 수 있는데 죽은 벌의 독을 증류수 같은 것에 희석하여 주사기로 맞아야 하나? 병이 들었거나 오래된 꿀벌로 맞는 벌침도 약간 찜찜할 것이다. 싱싱한 꿀벌이 만든 독주머니에 있는 벌독은 모든 성분이 건강한 것만으로 구성되어 있겠지만 병이 들었거나 죽은 벌의 독주머니에 있는 벌독 성분은 무엇인가 부족할 것이다. 다행히 겨울철에도 팔팔하게 살아있는 꿀벌을 구할 수 있는 세상이다.

2. 남녀성기벌침 문답풀이

문 : 남녀성기벌침을 《벌침이야기》 책에 따라 절차대로 즐기면
　　 정말로 성기보정이 되는가?

답 : 맞다. 남녀성기벌침은 절차가 생명이다. 《벌침이야기(개정
　　 증보판)과 벌침이야기2-누구나 쉽게 즐길 수 있는》 책 속의
　　 내용처럼 세상에 존재하는 신체벌침 적응 훈련과 남녀성기
　　 벌침 적응 훈련을 절차대로 마무리 한 다음 남녀성기벌침을
　　 즐기면 성기보정 효과를 볼 수 있다. 남녀성기벌침은 속살
　　 굳은살 이론으로 반영구적으로 성기보정이 된다.

문 : 성기벌침을 즐길 때 종종 나타나는 좁쌀만 한 화농을 대처
　　 하는 방법은?

답 : 병가지상사라는 말이 있듯이 성기벌침을 즐길 때 작품을 만
　　 들려고 욕심을 부려 너무 자주 즐기면 좁쌀만 한 작은 화농
　　 이 생기기도 한다. 그렇다면 성기벌침을 너무 자주 즐기지
　　 않으면 된다. 즉 성기벌침을 즐기는 인터벌을 길게 하여 즐
　　 기면 화농 발생이 확 줄어들 것이다.

문 : 남녀성기벌침은 본인이 직접 스스로 즐겨야 하는가?

답 : 맞다. 남녀성기벌침은 본인이 스스로 직접 즐기는 것이다. 타인에게 자신의 은밀한 부위를 노출시키는 것이 쉽지 않다. 다만 부부 벌침 마니아라면 서로 성기벌침을 놓아줄 수 있다.

문 : 회음혈 벌침을 삼가는 이유는?

답 : 회음혈(會陰穴)이라는 부위는 글자 그대로 신체의 모든 음기가 모이는 곳이다. 그런데 벌침은 온열작용을 하는 화학치료법이다. 즉 열을 가한다는 것이다. 신체의 혈기가 도는 이유는 양기와 음기가 상호작용을 하기 때문이다. 즉 음기에 열을 가하여 약하게 되면 혈기가 도는 힘도 약하게 된다. 혈기가 잘 돌지 않으면 몸이 아프게 된다. 필자가《벌침이야기2-누구나 쉽게 즐길 수 있는》책의 머리글에서 일반 쇠침에 대한 회음혈 관련 내용을 게재해 놓았더니 벌침 음해세력들인 사이비벌침 세력들이 회음혈 벌침에 대해서 이러쿵저러쿵 하는 것이었다. 벌침과 일반 쇠침은 근본이 다른 것이다. 벌침은 화학치료가 주이고 일반 쇠침은 물리치료이다. 따라서 치질 치료가 목적이 아니라면 회음혈 벌침은 삼가야 한다.

문 : 왜소 콤플렉스를 가진 사람이 성기벌침을 즐기면 정말로 효

과를 볼 수 있는가?

답 : 그렇다. 본인이 기대하는 것 이상으로 자연산 확대 효과를
볼 수 있다.

문 : 성기벌침을 즐길 때 작은 물집이 생기면?

답 : 가끔 그런 일이 나타나지만 걱정을 하지 않아도 된다. 물집
이 생기면 양 엄지손톱으로 짜는 것처럼 물집을 터뜨리고 과
산화수소로 소독해주면 된다. 벌침이 피부 속으로 들어가는
양이 미세하므로 금방 아문다.

문 : 성기벌침을 즐길 때《벌침이야기》책대로만 즐겨야 하는 이
유가 있는가?

답 : 그렇다. 성기벌침은 반드시《벌침이야기》책 속의 절차에 따
라 해당 부위에 즐겨야 된다. 선무당 벌침 음해세력들이 이
것을 모르고 음경 소대(혓바닥 밑에 있는 혀와 입을 연결해
주는 것과 같은 것)에 벌침을 맞으라고 하여 어리숙한 사람
이 그곳에 벌침을 맞다가 낭패를 당한 경험을 들었던 기억
이 난다. 음경 소대에 벌침을 맞으니 시간이 지남에 따라 좁
쌀만 한 작은 사마귀 같은 것이 생겨서 부부관계 시 질벽에
상처를 내어 낭패를 당했다는 내용이다. 참으로 한심한 작
태이다. 물론 콘돔을 사용하여 어느 정도 질벽에 상처 내는
것을 방지했다고 하지만 평생 콘돔을 사용할 수는 없지 않

겠는가?《벌침이야기》책대로 성기벌침을 즐기면 속살 굳은
살이 생기게 되어 그런 불상사는 발생하지 않는다. 그리고
특정 부위에 속살 굳은살이 만들어지면 자동차의 주유구처
럼 그곳에 벌침을 놓아도 아프지도 않고 벌독을 충분히 섭
취할 수도 있어서 좋다. 물론 보이지 않는 곳이니 벌침 흔적
도 감출 수 있다.

문 : 성기벌침을 즐기고 바로 부부관계를 할 수 있는가?

답 : 물론 급한 사람이라면 가능하다. 하지만 성기벌침을 과하게
즐겼다면 하루 이틀 지나서 하는 게 좋다. 성기벌침을 과하
게 즐기면 배우자가 부담을 가질 수도 있기 때문이다.

문 : 성기벌침을 즐길 때 침을 빼내는 시간에 대하여?

답 : 초보자가 신체벌침 적응 훈련을 마무리하고 성기벌침 적응
훈련을 마쳤다면 어느 정도 신체에 벌독항체가 만들어졌을
것이다. 하지만 성기벌침을 즐기면서 초기 3년까지는 가능
하면 침을 빨리 빼내는 것이 좋다. 앞서 설명한 것처럼 꿀벌
의 똥, 오줌, 체액 등의 주입을 막아 위생벌침을 즐겨야 하
기 때문이다. 하지만 3년 이상 성기벌침을 즐긴 사람이라면
종종 성기벌침을 즐길 때 침을 빨리 빼지 않을 수 있다. 이
미 꿀벌의 똥, 오줌, 체액 등에 면역이 되었기 때문이다.《
벌침이야기》책 속에 있는 성기벌침 즐기는 요령의 맞는 부

위에 성기 둘레를 이등분하여 오른쪽부터 1센티 간격으로 균등하게 벌침을 꽂아 놓고 역순으로 침을 핀셋으로 빼내고 난 다음 왼쪽 둘레 부위도 같은 방법으로 하면 15~17방 정도 즐길 수 있다. 일주일이나 10~15일에 한 번 즐기면 좋다.

문 : 여성 성기벌침 시 침을 빨리 빼내야 하는 이유는?

답 : 여성은 남성보다 더 민감한 조건이므로 성기벌침을 즐길 때 가능하면 빨리 놓자마자 침을 빼내야 한다.

문 : 성기에 보형물 삽입수술을 한 남성도 성기벌침을 즐길 수 있는가?

답 : 그렇다. 그런 남성들도 《벌침이야기》 책대로 맞으라는 부위에 절차에 따라 즐길 수 있다. 해바라기 수술을 한 남성도 책 절차대로 즐기면 문제없다.

문 : 성기확대수술(진피)을 한 남성도 성기벌침이 가능한가?

답 : 물론 가능하다. 역시 《벌침이야기》 책대로 행하면 된다.

문 : 성기벌침을 과하게 즐겨 일시적으로 고개 숙인 남성이 되었을 때 대처법은?

답 : 성기벌침을 몇 주간 쉬고 사우나도 즐기면서 반드시 헛개나무 달여 마시기를 즐겨 간에 낀 폐독을 제거하면 좋다.

 북한야화헛개나무이야기와 정통벌침봉침4 - 간이 배 밖으로 나오다

제 3 부

헛개나무
달여 마시는 요령

1. 헛개나무 준비하기

1) 헛개나무 줄기, 가지(뿌리도 있으면 뿌리 포함)를 적당한 길이
로 자른다. 한 뼘 정도의 길이로 보통 20여 센티이다.

2) 한 뼘 정도로 자른 헛개나무 줄기와 가지를 물에 30분 정도
담가 불린다.

3) 물에 불린 헛개나무 줄기와 가지를 플라스틱 솔(칫솔보다 큰
것으로 손잡이가 달린 것이 편리함)을 이용하여 헛개나무 줄
기와 가지의 표면 부위를 박박 문질러서 세척을 한다. 분진가
루, 껍질 부위 이물질 등을 제거하는 공정으로 정성스럽게 씻
어야 한다.

4) 플라스틱 솔로 문지른 헛개나무 줄기와 가지를 깨끗한 물로
여러 번 씻어 베란다 등의 공기가 잘 통하는 곳에서 말린다.

5) 2~5일간 충분히 말린 다음 굵은 줄기는 거실 같은 곳에서 쌓아
놓고 숙성을 시키면서 헛개나무 향기를 즐기는 생활을 한다. 1달

 북한야화헛개나무이야기와 정통벌침봉침4 - 간이 배 밖으로 나오다

이상 숙성을 시키면서 필요한 때에 엄지손가락 굵기로 쪼개어 달여 마신다.

6) 헛개나무 달여 마시기를 할 때 줄기와 가지는 반반 정도로 적당히 섞어서 달인다(뿌리 같은 것도 있으면 함께 달여도 좋다).

7) 헛개나무 줄기와 가지를 달일 때는 가능하면 숙성을 오래 시킨 것부터 사용한다. 숙성이 안 된 헛개나무는 강한 맛이 나므로 반드시 숙성된 헛개나무를 달여야 한다. 헛개나무를 숙성시키기 위해 씻어서 말릴 때 수분을 덜 제거하면 거실 등에서 숙성시킬 때 곰팡이가 필 수도 있으므로 충분히 갈린 다음에 숙성을 시킨다. 곰팡이가 핀 것은 다시 플라스틱 솔로 박박 문질러 씻어 말린 후 숙성시키면 된다.

8) 헛개나무 줄기와 가지를 숙성시킬 때 마르는 것을 방지하기 위해 장작을 쪼개지 않고 숙성시킨다.

9) 헛개나무를 숙성시킬 대 껍질을 벗기지 않는다. 물론 달일 때에도 껍질을 따로 벗길 필요가 없다.

10) 헛개나무를 거실이나 방 같은 곳에서 숙성시킬 때 종종 통풍이 되게 문을 몇 번 열어주면 좋다.

11) 헛개나무를 거실이나 방 안에서 숙성을 시킬 때 너무 많은 양
    이면 향기가 강하므로 적당한 양을 숙성시키되 숙성 초기에
    는 통풍을 자주 시켜준다.

12) 헛개나무를 통째로 구하기가 어렵다면 차선책으로 시장 등에
    서 구해서 깨끗이 씻어 달여 마신다. 이때 진짜 헛개나무인
    지를 확인해야 한다. 엉뚱한 나무를 구하면 곤란하다.

13) 오리나무가 석가탑처럼 수수하다면 헛개나무는 다보탑처럼
    늘씬하고 아름다운 자태를 지녔다. 따라서 헛개나무를 구별
    할 줄 알게 되면 헛개나무를 산에서 쉽게 찾을 수 있다.

14) 헛개나무 한 그루의 양이 많다면 친지들과 함께 나누어서 달
    여 마시는 것이 좋다. 과다한 양을 오래 가지고 있을 필요
    는 없다.

2. 헛개나무 달이는 요령

1) 1개월 이상 숙성된 헛개나무 줄기와 가지를 한 줌(어른 손으
로 크게 한 줌 집어)을 물 10리터에 넣고 달인다. 이때 헛개나
무를 한 줌 집어넣는 기준을 따져보자. 무게보다는 부피 기준
으로 정하는 편이 좋다. 그 이유는 헛개나무가 오쾌 숙성된 것
은 가볍고 숙성 기간이 얼마 되지 않거나 숙성이 안 된 것은
무겁기 때문이다. 따라서 부피 기준으로 넣는 양을 정하면 편
리하고 안전하다.

헛개나무를 한 뼘 정도로 자르므로 길이는 20센티 정도
헛개나무를 한 줌(어른 손으로 크게 한 줌 집어) 집었을 때에 손
의 지름이 10센티 정도
따라서 부피를 계산해보면

- 원기둥의 부피를 계산하면 되므로, 부피 = 원의 면적 x 높이
  = 지름 x 지름 x 3.14/4 x 높이

위에서 말한 한 줌의 지름은 10센티 정도, 한 뼘의 높이는 20센티

정도를 대입하면

– 부피 = 10 x 10 x 3.14/4 x 20 = 1,570 세제곱 센티 정도이다.

헛개나무 열매를 달일 때는 줄기와 가지를 넣는 양의 절반 정도 이므로 보통 800세제곱 센티 정도의 양을 물 10리터에 넣고 달여 마신다. 집에서 일반인들이 정확하게 수치로 계산하기 불편하므로 줄기와 가지는 한 줌(길이를 감안하여) 넣고, 열매만 달일 때는 줄기와 가지의 한 줌 양의 절반 정도만 넣고 달이면 된다. 약간의 산포는 마치 어머니들이 김치를 담을 때 눈으로 하는 것과 같이 하면 된다. 헛개나무 장작을 그대로 한 줌 집어넣는 것이 아니라 엄지손가락 정도 크기로 잘게 쪼개어 넣어 달이는 것을 기준으로 한다. 그리고 기준치를 초과하지 말아야 한다.

2) 물 10리터는 통상 음료수 페트병의 용량을 확인하여 이것으로 가늠하면 편리하다.

3) 달이는 용기는 주물이나 양은보다는 스테인리스 냄비를 사용하는 것이 좋다.

4) 물과 헛개나무 줄기, 가지를 냄비에 함께 넣고 강한 불로 30분 정도 달인다. 이때 뚜껑을 닫고 달인다.

5) 강한 불로 30분 정도 팔팔 끓는 것을 확인하고 냄비 뚜껑을 열어 중간 불 이하의 약한 불로(가스레인지 기준 중간 불과 약한 불 사이) 1시간 정도 달인다.

6) 1시간 정도 달인 후에 1차로 달인 물을 냄비에서 덜어 놓고 다시 한 번 물 10리터 정도를 넣고 재탕을 하는데 방법은 1차와 동일하게 한다.

7) 1차와 2차로 달인 물을 섞어 냉장고에 보관하면서 음용한다. 달인 물을 마실 때 욕심을 내서는 안 된다.

3. 헛개나무 달인 물 마시는 요령

1) 보통 헛개나무 달인 물을 하루에 세 번 정도로 마시되 맥주잔으로 3~6잔 정도 아침, 점심, 저녁으로 안배하여 마신다. 맥주잔은 우리들이 늘 맥주를 따라 마시는 유리로 된 길죽한 잔이다.

2) 피로가 심하거나, 발기력이 떨어진 것을 본인이 느끼거나, 지방간이나 간염 등의 증상이 있다면 1일 맥주잔으로 6~8잔 정도로 안배해서 마실 수 있다. 하지만 본인의 컨디션에 따라 그 양을 조절하면서 마신다. 즉 지방간, 간염, 간경화, 간암 등의 증상이 심한 사람은 서서히 맥주잔 3잔부터(컨디션에 따라 하루에 1잔부터 마시는 것도 무방함) 마시는 연습을 하면서 점차적으로 양을 늘려 나가는 것이다.

3) 회식이나 술 약속이 있다면 맥주잔으로 두 잔 정도 헛개나무 달인 물을 마시고 나간다. 그러면 술이 약하다는 소리를 듣지 않는다. 그리고 총각이 장인 될 분께 호출 당했을 적에도 헛개나무 달인 물을 맥주잔으로 두 잔 정도 마시고 가면 좋다. 간

이 콩알만 하다고 장인 될 분이 판단하지 않을 것이다.

4) 헛개나무 달여 마시기를 1~2주 정도 즐기면 본인의 몸이 가
   뿐해진 것을 느낄 수 있다. 그럴 경우 조급한 마음에서 헛개나
   무 달인 물을 과하게 섭취하려는 사람들이 있으나, 과하면 모
   자람만 못한 것이 세상일이라는 진리를 믿고 차분하고 느긋하
   게 주어진 범위 내에서 즐겨야 한다. 시간이 지남에 따라 몸이
   점점 더 좋아진다는 느낌이 든다.

5) 헛개나무 달인 물을 마실 때에는 반드시 주어진 헛개나무 양
   을 넣고 달인 물을 마셔야 한다. 헛개나무 양을 얼마나 넣고
   달인 물인지 도를 경우엔 마시는 것을 삼가야 한다. 과할 수
   도 있기 때문이다. 욕심을 내서 헛개나무 양을 과하게 넣고 달
   였거나 너무 오래 달여 농도가 짙은 물을 마신다면 얼굴이 화
   끈거리는 반응이 나타날 수 있다. 따라서 안전하게 주어진 용
   법을 지켜야 한다.

6) 한 달 정도 꾸준히 마시면 발기력이 놀라울 정도로 세지는 것
   을 느낄 수 있으며, 새벽 발기가 없었던 사람도 이것을 경험할
   수 있다. 나라 세우기보다 더 어려운 것이 남성 발기부전이라
   고 한다. 그러나 발기부전의 근본 원인인 간 기능 저하를 개선
   하지 않으면 이 또한 미봉책에 불과하다.

7) 몇 주 헛개나무 달인 물을 마시는 것을 즐기면 가늘어진 머리
   카락이 굵어졌다는 것을 경험하게 된다. 머리카락의 힘도 세
   져서 발기력만 좋아지는 것이 아니라 자빠졌던 머리카락도 함
   께 일어난다는 것을 느낄 수 있다.

8) 1주일 정도 마셨을 경우 기분이 상쾌해진 것을 경험하게 되는
   데, 그렇다고 욕심을 내서 과하게 마시면 오히려 간에 부담이
   되어 얼굴색이 어둡게 보이기도 하니 조심해야 한다.

9) 한 달 정도 꾸준히 마시면 똥배가 많이 들어간 느낌이 든다.

10) 1주일 이상 꾸준히 마시면 술이 굉장히 세진 느낌이 든다.

11) 두 달 정도 마시면 헛개나무 효능에 감사하는 마음이 생긴다.

12) 1개월 정도 마시면 간 건강관리에 자신감이 생긴다.

13) 두 달 정도 꾸준히 마시면 체지방이 빠져나간 느낌이 든다.

14) 술 마신 다음 날 아침 헛개나무 달인 물을 맥주잔으로 두 잔
    정도 마시면 좋다.

15) 부부가 함께 마시면 화장실 바닥에 머리카락 빠진 양이 확 줄
    어든 것을 경험하게 된다.

16) 아이들도 종종 헛개나무 달인 물을 마시게 하되 하루에 맥주
    잔으로 1~2잔 정도를 마시게 한다.

17) 당뇨병 환자가 마실 경우엔 절대로 욕심 내지 말아야 한다.
    반드시 혈당관리를 하건서 서서히 양을 늘려가야 할 것이다.
    혈당치가 높을 때는 다시지 말고 혈당치가 정상 범위일 때
    마신다.

18) 뚱뚱한 사람이 살빼기 목적으로 헛개나무 달인 물을 마실 때
    에도 주어진 범위 안에서 마셔야 한다.

19) 여름엔 차게, 겨울엔 따뜻하게 마시면 좋다. 그렇지만 여름에
    도 따스한 것이 마시기 좋을 수 있으며, 위장 관련 질환이 있
    는 사람이나 몸이 찬 사람은 늘 따스하게 데워 마셔도 좋다.

20) 헛개나무 마니아들은 외출(등산, 운동, 쇼핑)할 때 생수통 같
    은 작은 병에 헛개나무 달인 물을 담아 가지고 다니면서 갈
    증이 날 때 마신다.

21) 헛개나무 달인 물을 마셔 술이 세졌을 때라도 과음을 삼가야 한다. 좋아진 간에 다시 부담을 주므로 평소 주량을 넘기지 말아야 한다.

22) 헛개나무를 믿지 않는 자는 헛개나무 달인 물을 마시면 안된다. 사람들이 물만 축내는 사람이라고 손가락질을 하기 때문이다.

23) 식도염이나 위염이 심한 사람은 헛개나무 달여 마시기를 즐기는 것을 조심해야 한다. 약하게 마시되 반드시 헛개나무 달인 물을 마시고 난 후 물을 마셔 식도벽이나 위벽을 씻어 줘야 좋다. 그렇지 않으면 따가움을 느낄 수도 있다.

24) 헛개나무 달여 마시기를 즐겨 스태미나가 넘친다고 휴식을 취하지 않고 과로를 하면 곤란하다.

25) 2달 정도 마시면 노화로 인한 볼 처짐 같은 것이 확 줄어든 것을 본인 스스로 느낄 수 있다. 그렇다고 욕심을 내서는 안된다.

26) 헛개나무 마니아가 되면 세상이 아름답게 보일 것이다.

27) 건강하게 살고 싶은 사람은 헛개나무 마니아가 되어야 한다. 의심하는 사람은 헛개나무 달여 마시기를 하지 말아야 한다.

28) 임산부는 헛개나무 달인 물을 마시는 것을 삼간다. 아주 약하게 마시는 것은 무방하다.

29) 중증 간경화 환자나, 급성 간염 환자는 헛개나무 달인 물을 마시는 것을 삼간다. 아주 약하게 미량을 마시는 것은 무방하다. 헛개나무 달인 물을 즐길 때는 반드시 본인이 마시고 싶을 때까지 즐겨야 한다. 마시기 싫은 느낌이 들 때는 마시지 말아야 한다.

30) 헛개나무 달여 마시기를 즐기는 것은 공짜벌침 즐기는 것과 마찬가지로 본인이 즐기고 싶을 때까지 즐기면 된다. 마시고 싶지 않을 땐 마시지 않다가 다시 마시고 싶다면 마시면 된다. 한두 달 마시고 나면 본인이 판단할 수 있다. 건강해진 자신의 모습을 보면서 또는 머리카락이 굵어지는 것을 보면서 헛개나무 마니아 생활을 하려고 할 것이다. 그렇더라도 과유불급은 잊어서는 안 된다.